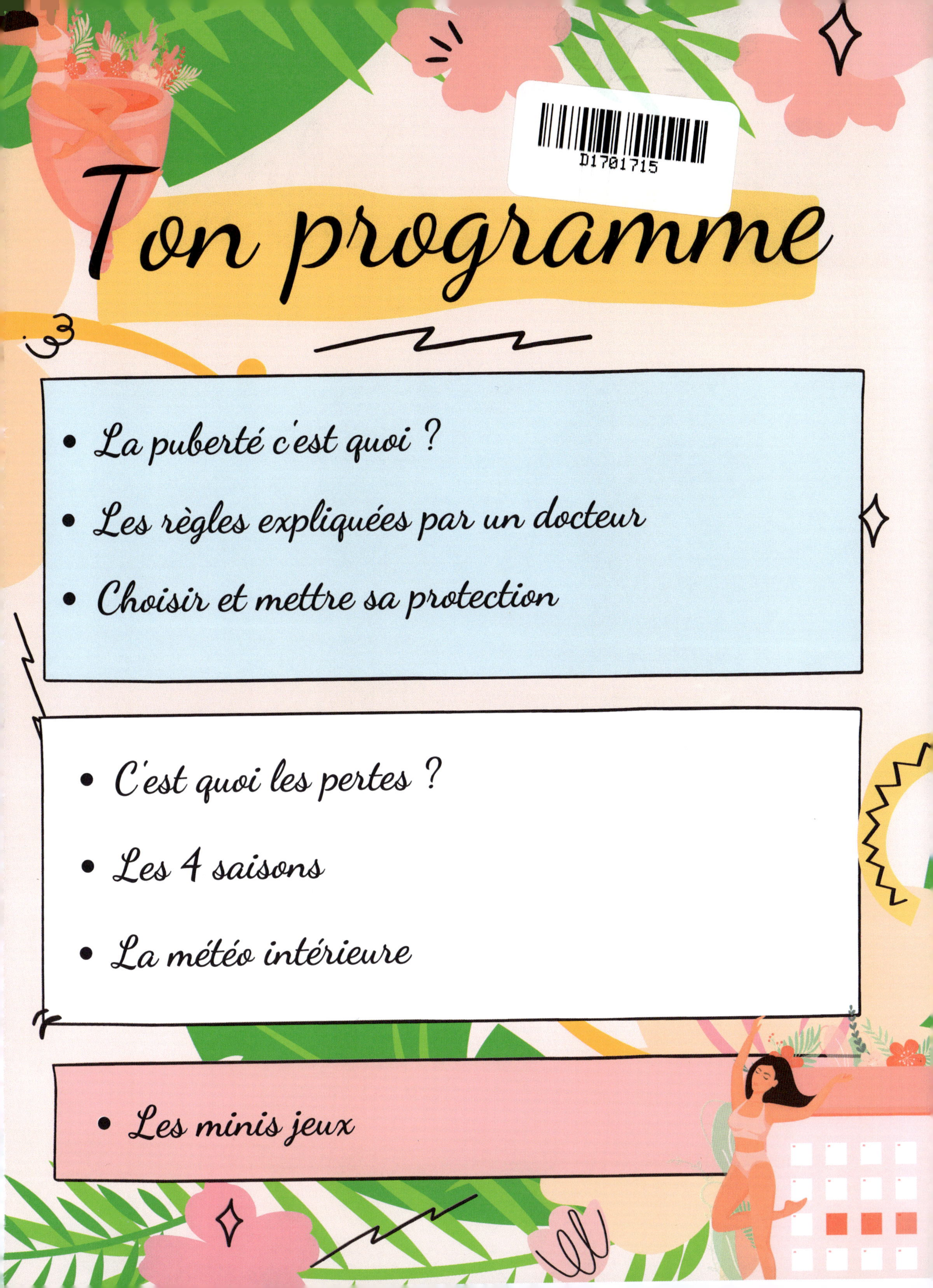

Ton programme

- La puberté c'est quoi ?
- Les règles expliquées par un docteur
- Choisir et mettre sa protection

- C'est quoi les pertes ?
- Les 4 saisons
- La météo intérieure

- Les minis jeux

A quoi sert ce livret ?

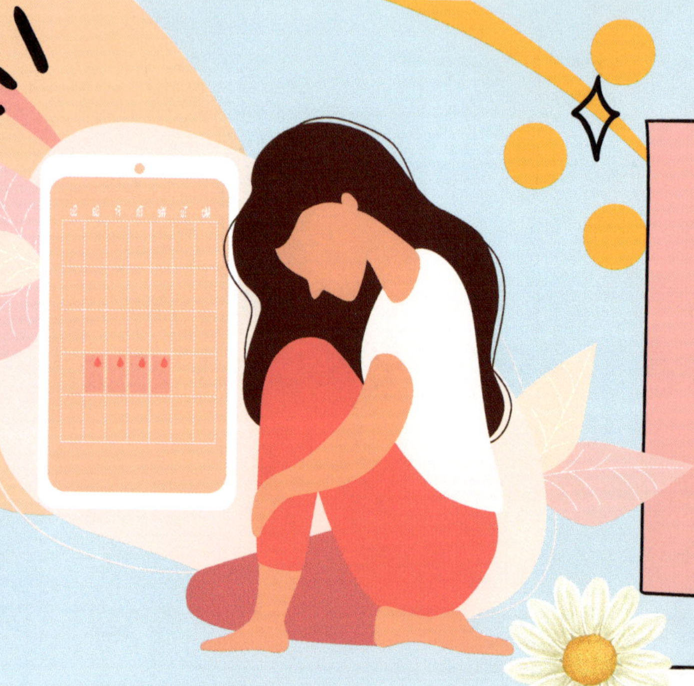

À ACCOMPAGNER LES JEUNES FILLES DANS LA DÉCOUVERTE DE LEUR RÈGLES, ET DE LEUR CYCLE FÉMININ.

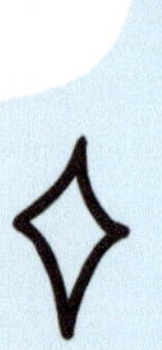

À SE SENTIR MIEUX DANS SA TÊTE ET DANS SON CORPS

À VIVRE SON CYCLE EN ÉTANT PLEINEMENT CONSCIENTE DES DIFFÉRENTES PHASES TRAVERSÉES

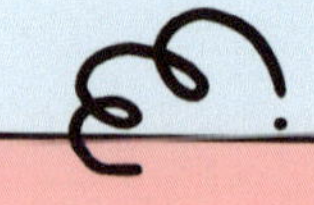

À DECOUVRIR L' IMMENSE POUVOIR DU FEMININ

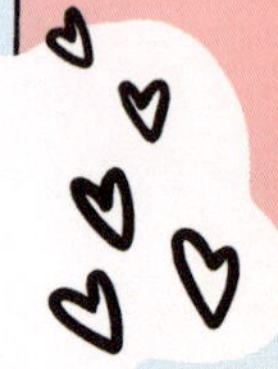

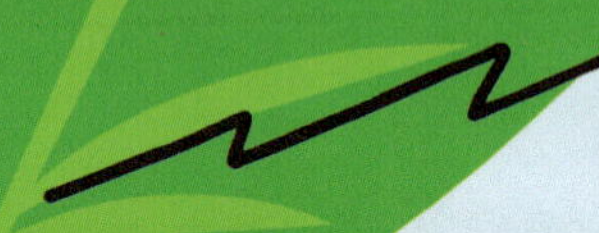

Préambule

pour les parents

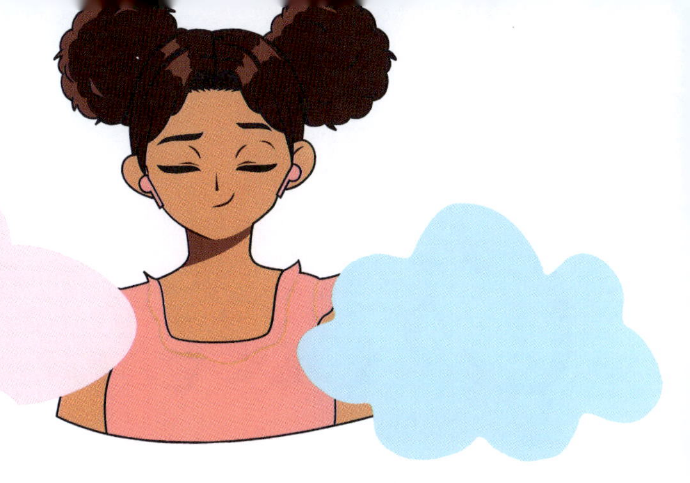

Au cours de notre cheminement personnel, nous avons dû pendant de longues années procéder à une introspection profonde, à une observation de notre cycle féminin. Ceci afin de mieux nous comprendre et de mieux appréhender nos états émotionnels et physiques qui se déroulaient au cours du mois.
Nous étions peinées de constater que comme nous, très peu de femmes se connaissaient et que nous étions donc loin d'être une exception.
Ce kit est né d'une volonté de changement et d'ouverture des consciences. Nous souhaitons que les jeunes filles aient les clés nécessaires pour devenir les jeunes femmes de demain, conscientes et épanouies. Comment les accompagner ?
Comment leur transmettre des outils qui leur permettent de vivre cette étape si importante dans la vie d'une femme ?
Comment leur expliquer les choses de manière à ce qu'elles puissent se sentir sereines face à tous les changements qu'elles ressentent?
Comment leur éviter d'en faire un sujet tabou, comme c'est si souvent le cas dans notre société ?
Comment les accompagner à honorer ce rite de passage et leur cycle comme un cadeau qui nous est toutes destinées ?

Non les règles ce n'est définitivement pas qu'une question de protections hygiéniques !!!

Cristelle Gomes **Da Silva Gomes Annie- Belle**

Créatrice du kit

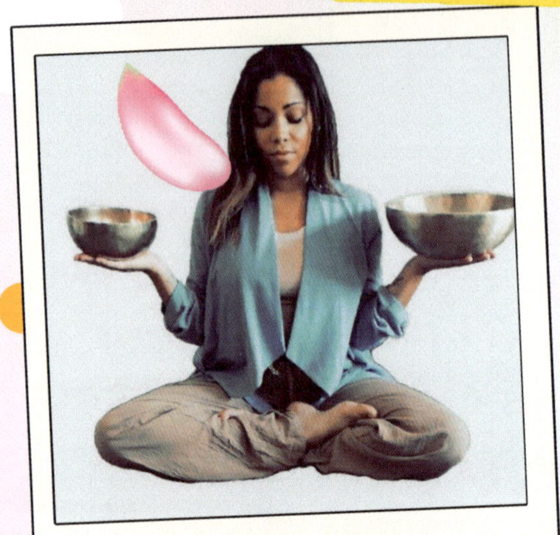

Cristelle Gomes

Accompagnante thérapeutique

Créatrice d'outils ludiques

Hypnothérapeute

Animatrice pour enfants

Ce kit à été créé pour ma fille, ma Nini. J'ai pu observer à quel point elle se sentait impactée par ces changements liés à la puberté. Et pour l'aider, j'avais besoin d'une approche ludique qui explique le fonctionnement profond de la femme, dans son corps mais aussi dans sa tête.. Je me suis dit que j'aimerais lui transmettre cela en jouant, au travers de rituels où l'on inviterait ses copines pour un partage unique entre femmes. C'était aussi l'occasion pour me rapprocher d'elle en poussant notre lien mère et fille à un niveau plus profond, partager un bout de notre rapport à la féminité, et surtout lui transmettre tout ce cheminement personnel auquel je suis arrivée en tant que femme, en tant qu'accompagnante thérapeutique et en tant que créatrice d'activités pour enfants.

Co Créatrice

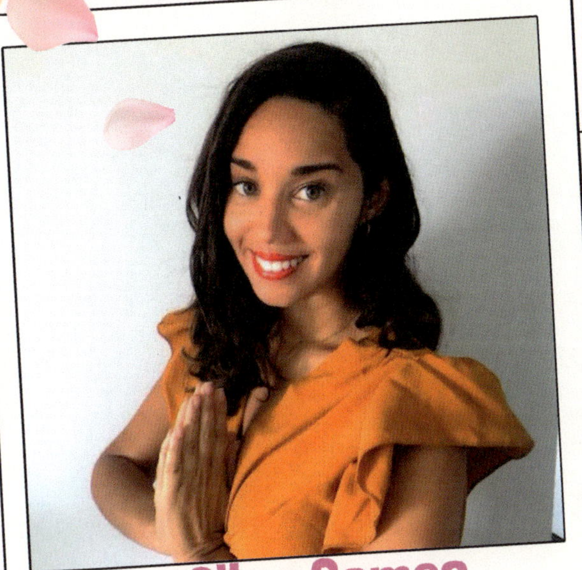

Docteur en Médecine Générale

Da Silva Gomes Annie- Belle

Lorsque j'ai eu mes règles pour la première fois, personne ne m'a vraiment expliqué ce que c'était. J'ai passé des années sans comprendre ce que je vivais. Je suis partie à la découverte de ma féminité et de ses ressources seule , assez tardivement. Cela a été pour moi une révélation ! Et cela m'a permis de me sentir plus à ma place , et mieux dans mon corps et dans ma tête. Aujourd'hui, mon plus grand désir est de transmettre mes connaissances à travers mon métier et ce livret !

C'est quoi la puberté ?

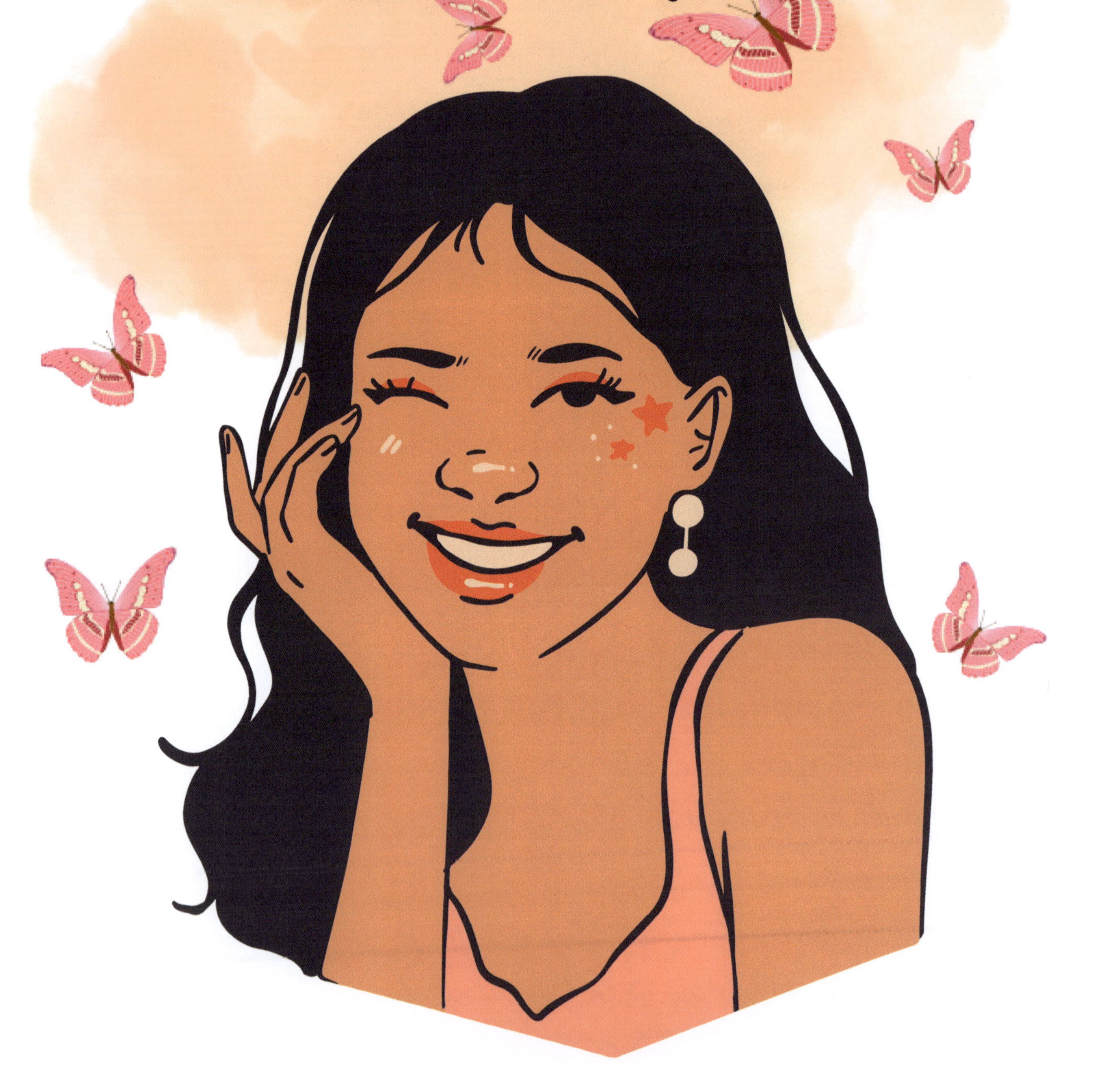

Lorsque tu grandis (à partir de
9 ans à 16 ans environ ! Ton corps change et te montre certains signes.. c'est la Puberté ! Mais pas de panique !! C'est juste une indication que tu es en train de grandir Ces changements dans ton corps viennent progressivement, pour que tu aies le temps de t'y habituer! Alors ne t'inquiètes pas, tu ne vas pas te réveiller un matin et ne plus te reconnaître ..
la nature est parfaite et douce, elle sait exactement ce qu'il te faut pour grandir sans trop te brusquer..

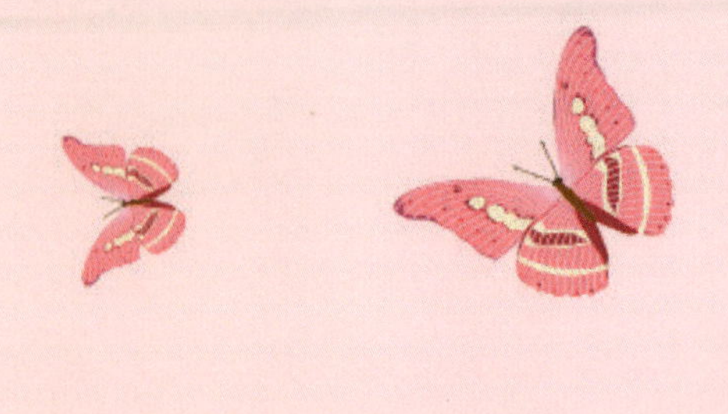

Si ton corps commence déjà à changer, c'est une bonne nouvelle ,
même si tu ne le sais pas encore !
Cela veut dire que tu es prête dans ta tête et suffisamment mature pour grandir ... C'est normal si au début tu n'as pas envie de ces changements ..
Tu es habituée à te voir encore comme une enfant et tout doucement, avec le temps, tu t'habitueras à cette évolution. Tu finiras par accepter de changer tout en restant toi-même.

Chez la fille et chez le garçon ce sera parfois un peu différent. On entend dire qu'un pré adolescent à souvent la flemme

.

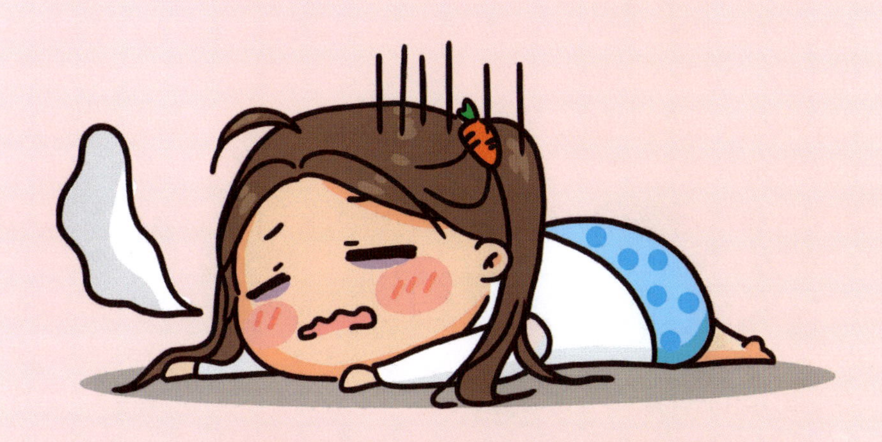

Bon en fait il ne s'agit pas vraiment d'avoir la flemme, ça c'est que l'on croit .. mais en réalité tout s'explique. la poussée de croissance est tellement intense qu'elle prend toute notre énergie. le corps demande juste plus de repos!

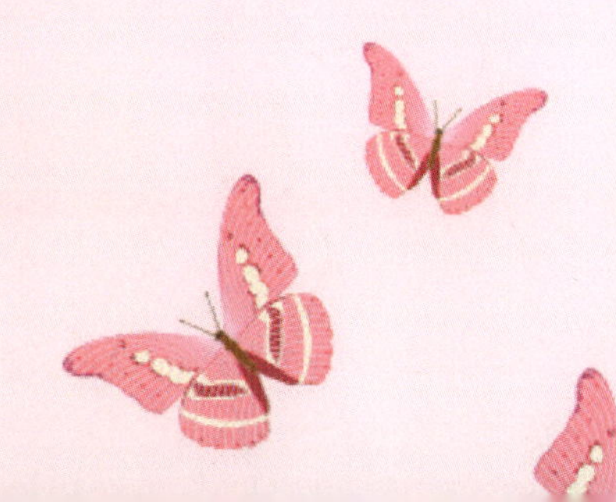

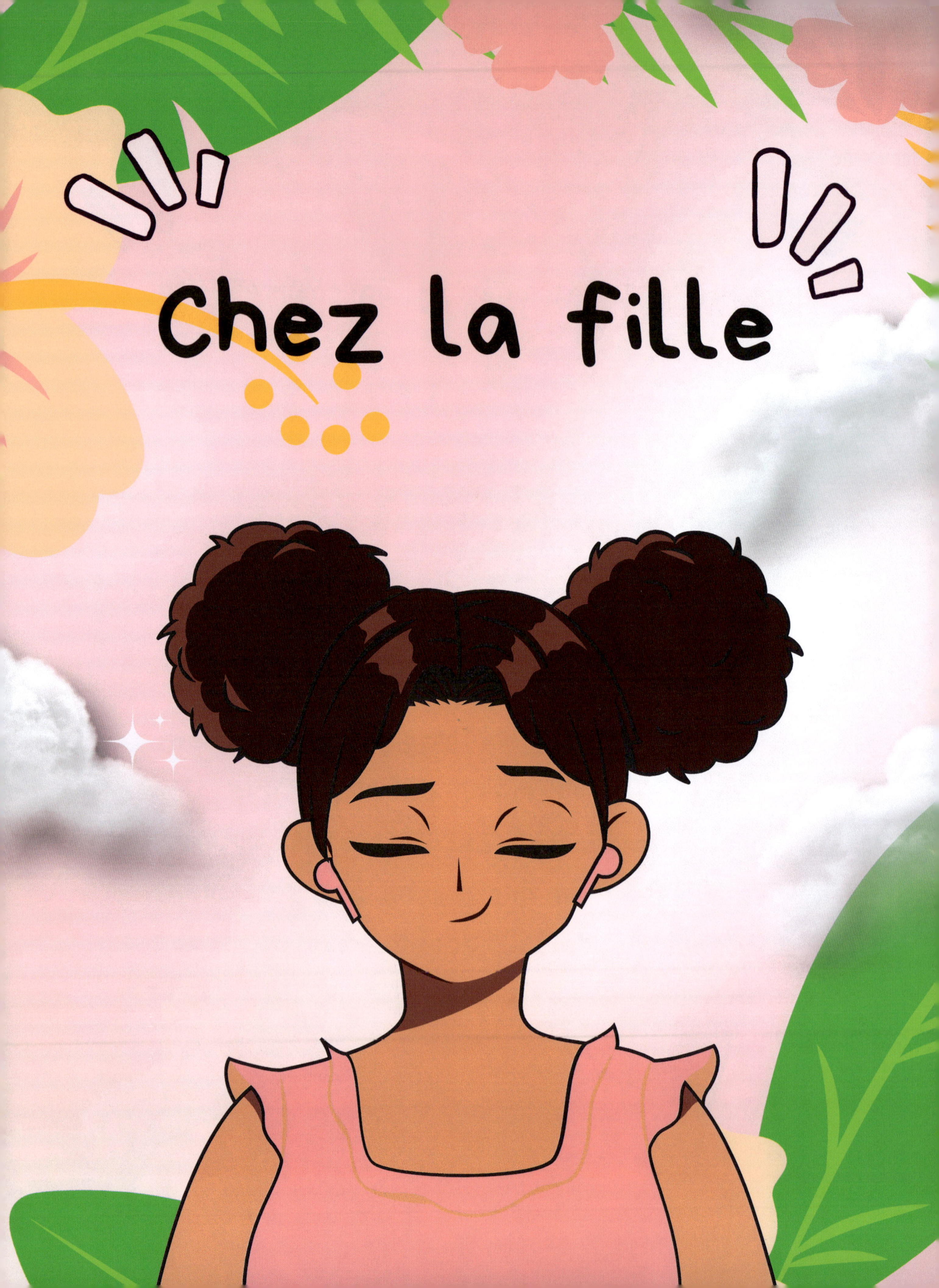
Chez la fille

TO DO LIST

Ton corps t'envoie des signes d'alerte pour te prévenir que tu rentres dans la puberté

Coche les cases si tu te reconnais à travers ces signes :

- ○ l'apparition des boutons sur la peau
- ○ les poils qui poussent sur certaines parties du corps
- ○ Des petites odeurs de transpiration sous les aisselles
- ○ Je grandis
- ○ Je réfléchis différemment
- ○ Je retiens plus mes émotions
- ○ Je deviens plus sensible à l'injustice
- ○ J'ai des pertes blanches
- ○ J'ai les seins qui poussent
- ○ J'ai les hanches qui s'élargissent
- ○ Mon corps se dessine différemment
- ○ J'ai mes Premières règles

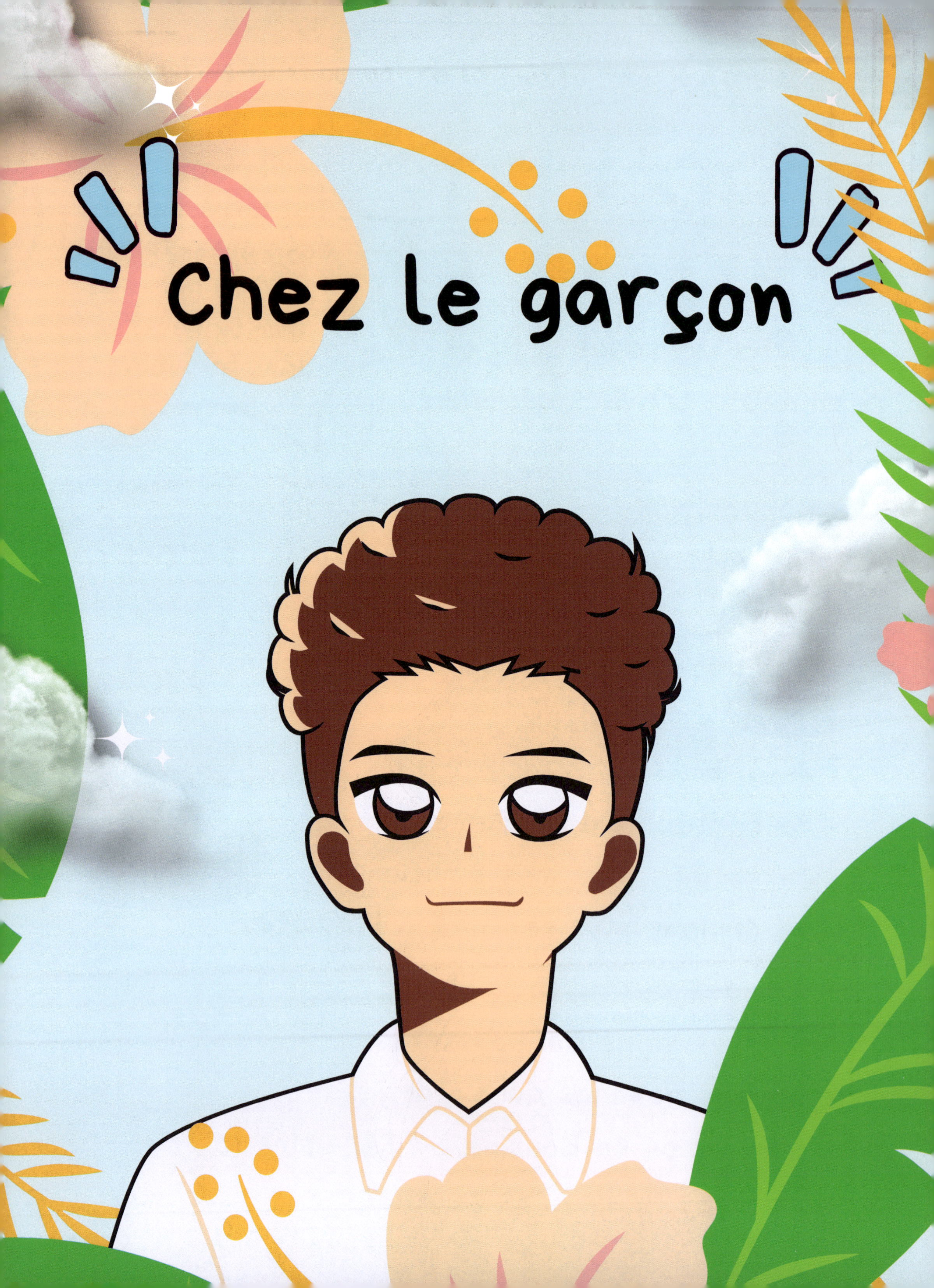
Chez le garçon

TO DO LIST

Son corps lui envoie des signes d'alerte pour le prévenir qu'il rentre dans la puberté

Coche les cases si tu reconnais un garçon de ton entourage qui a ces signes :

- ◯ l'apparition des boutons sur la peau
- ◯ les poils qui poussent sur certaines parties du corps
- ◯ Des petites odeurs de transpiration sous les aisselles
- ◯ Il grandit
- ◯ Il réfléchit différemment
- ◯ Il retient plus ses émotions
- ◯ Il devient plus sensible à l'injustice
- ◯ Il a la voix qui mue
- ◯ il a ses tétons qui gonflent avec des petites douleurs
- ◯ Il s'intéresse un peu plus aux filles
- ◯ Il Mange beaucoup plus

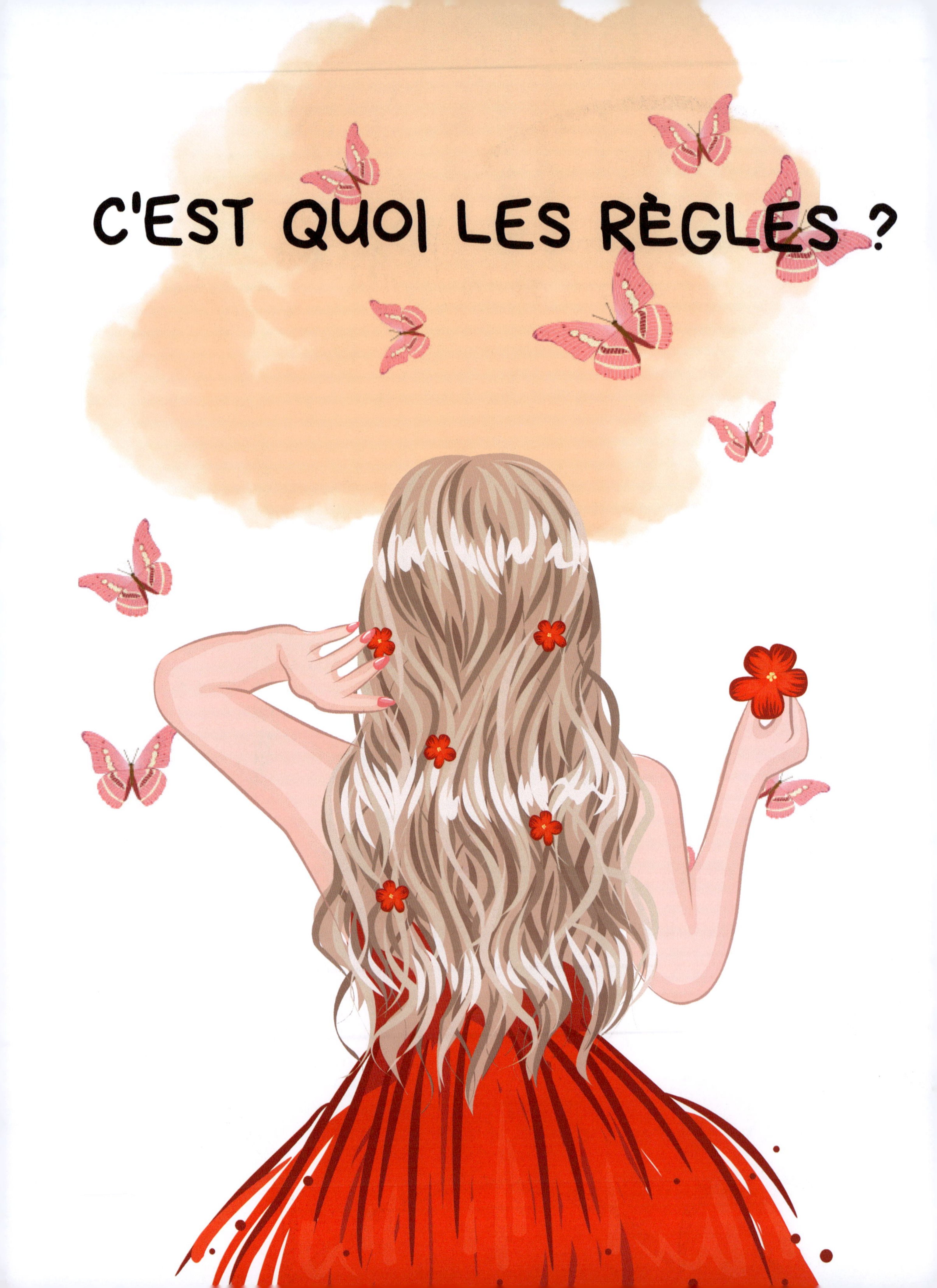
C'EST QUOI LES RÈGLES ?

Dans ce livret, nous aborderons surtout la question des règles chez les filles, car comme tu t'en doutes, c'est ce qui fait souvent le plus peur. Voir du sang couler peut étonner, et encore plus quand cela provient de notre partie la plus intime !

Mais pas de panique, ce livret Menstru vient justement t'expliquer en quoi les règles font partie du processus naturel de la femme.

Mais aussi, comment ton cycle te donne accès à toute ta puissance féminine, lorsque tu arrives à comprendre comment tu fonctionnes !

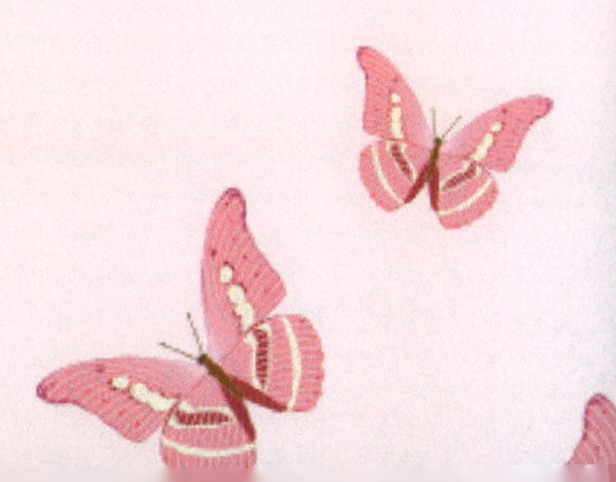

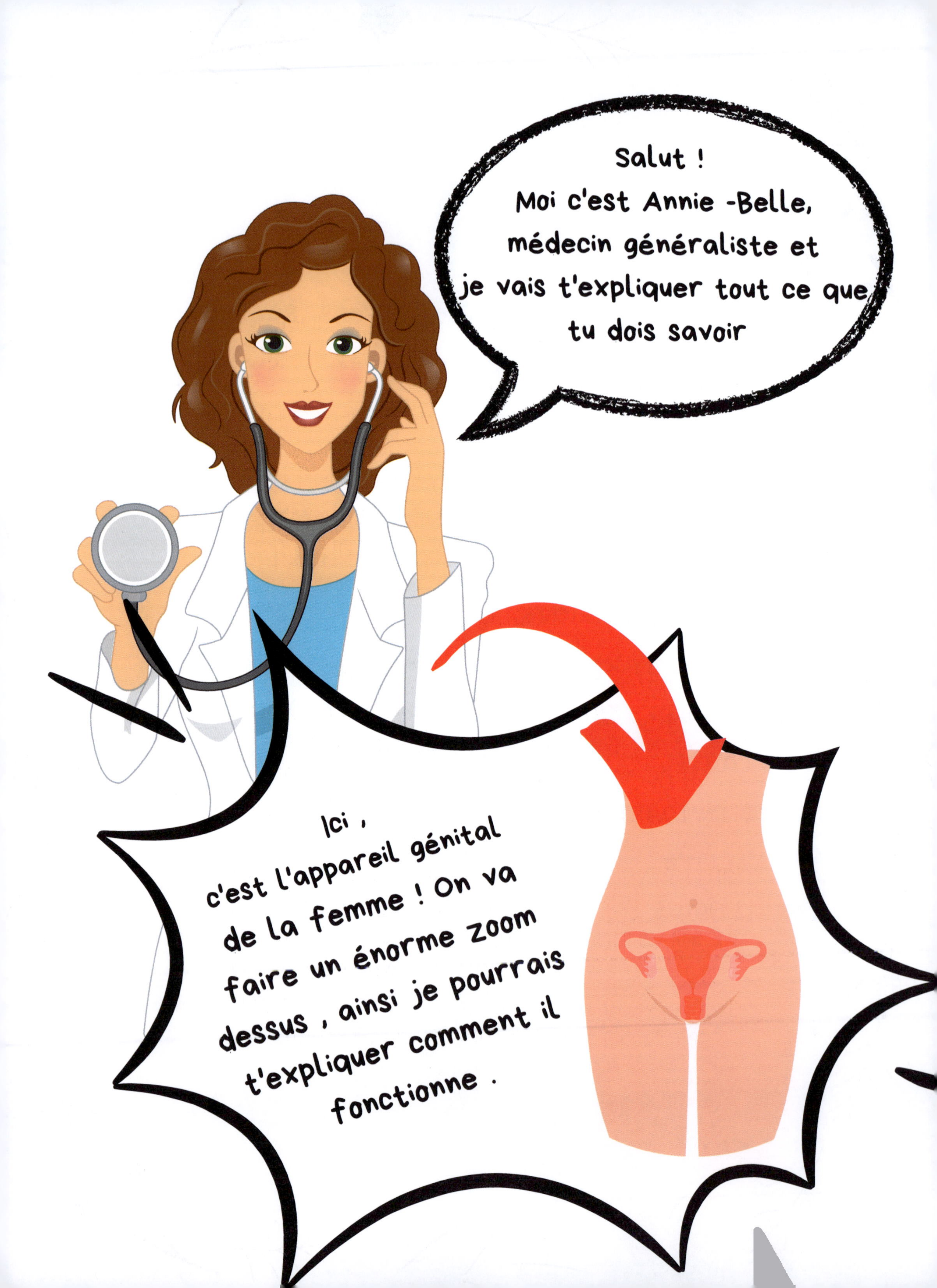
Salut !
Moi c'est Annie -Belle,
médecin généraliste et
je vais t'expliquer tout ce que
tu dois savoir
Ici ,
c'est l'appareil génital
de la femme ! On va
faire un énorme zoom
dessus , ainsi je pourrais
t'expliquer comment il
fonctionne .

APPAREIL GÉNITAL DE LA FEMME

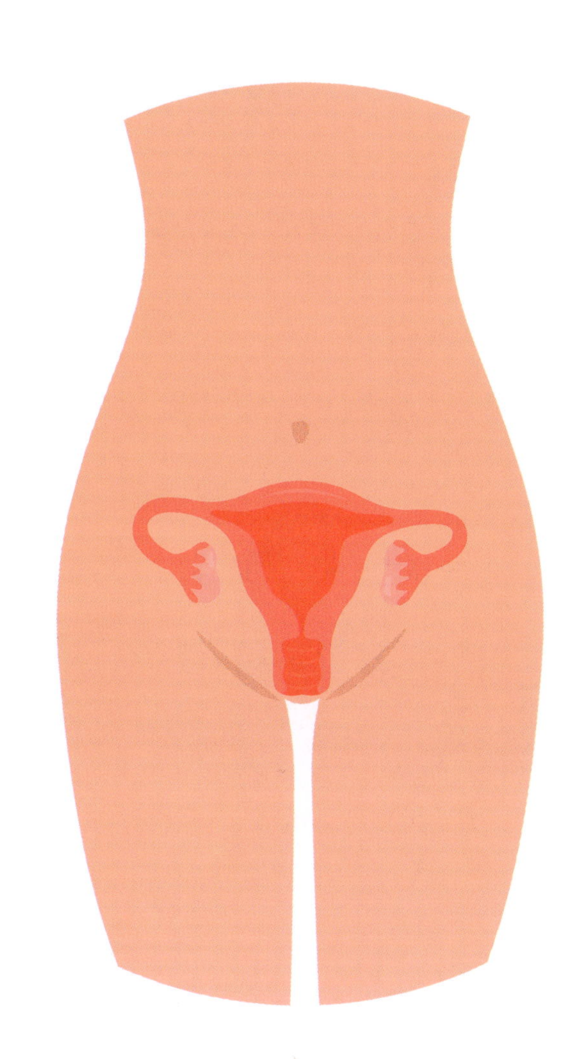

Ça c'est ton appareil génital féminin... il ne se voit pas, car il est à l'intérieur de toi !

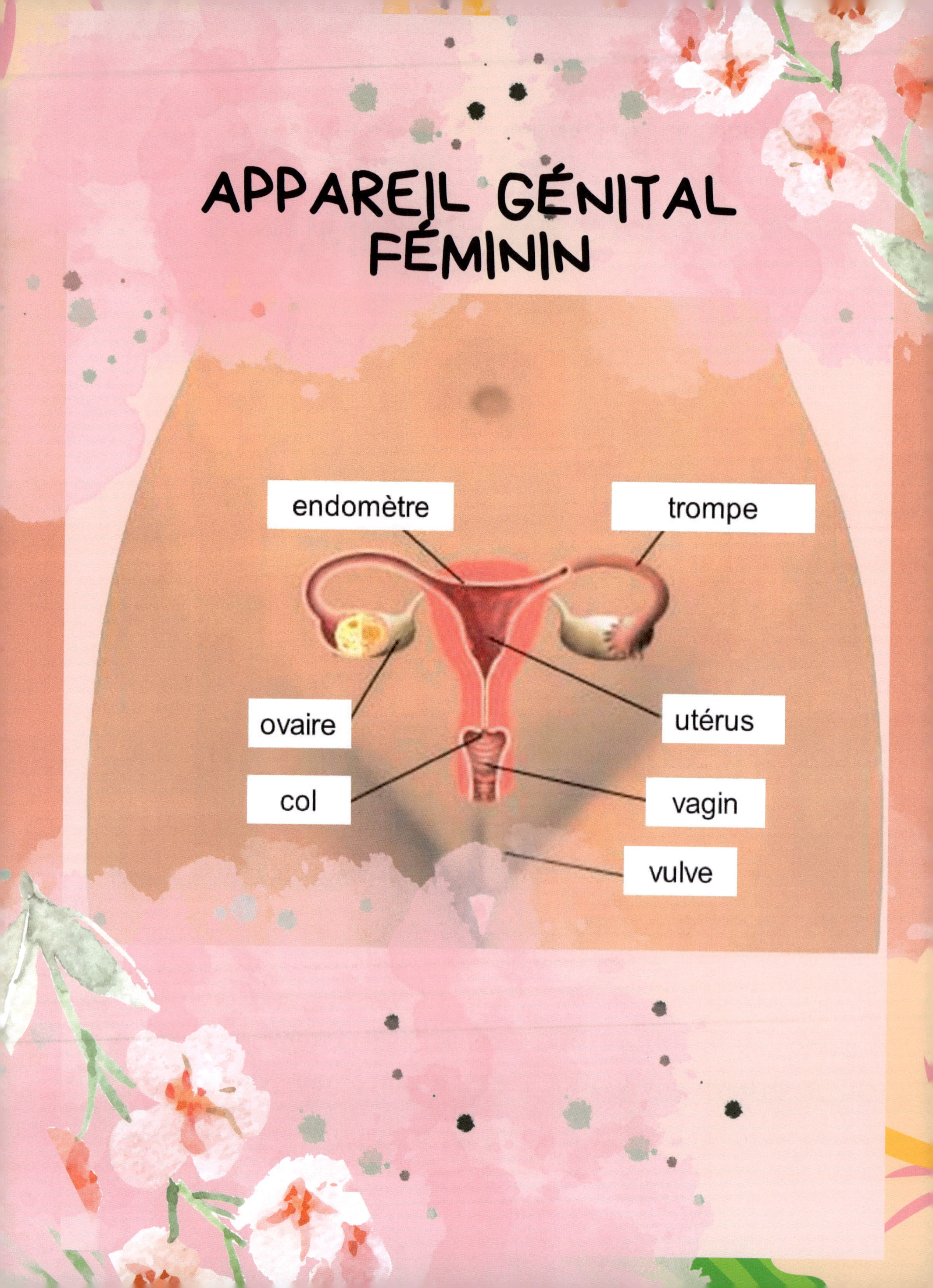
APPAREIL GÉNITAL FÉMININ
endomètre
trompe
ovaire
utérus
col
vagin
vulve

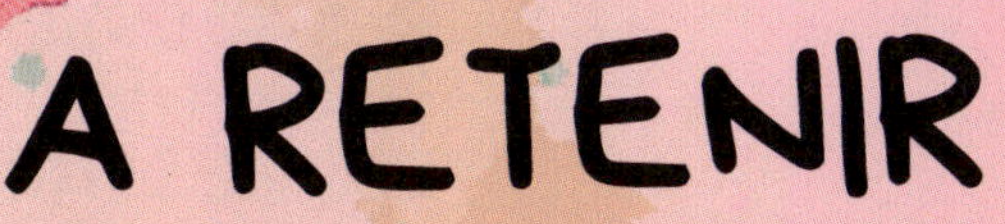

Pour t'aider voici un petit repère :

- utérus (grande poche rouge)
- col de l'utérus (ouverture)
- endomètre (tissu à l'intérieur de l'utérus)
- trompes (grands tubes)
- vagin (sortie de l'utérus)
- vulve (lèvres)
- ovaires (maison de l'ovule qui ressemble à un oeuf)

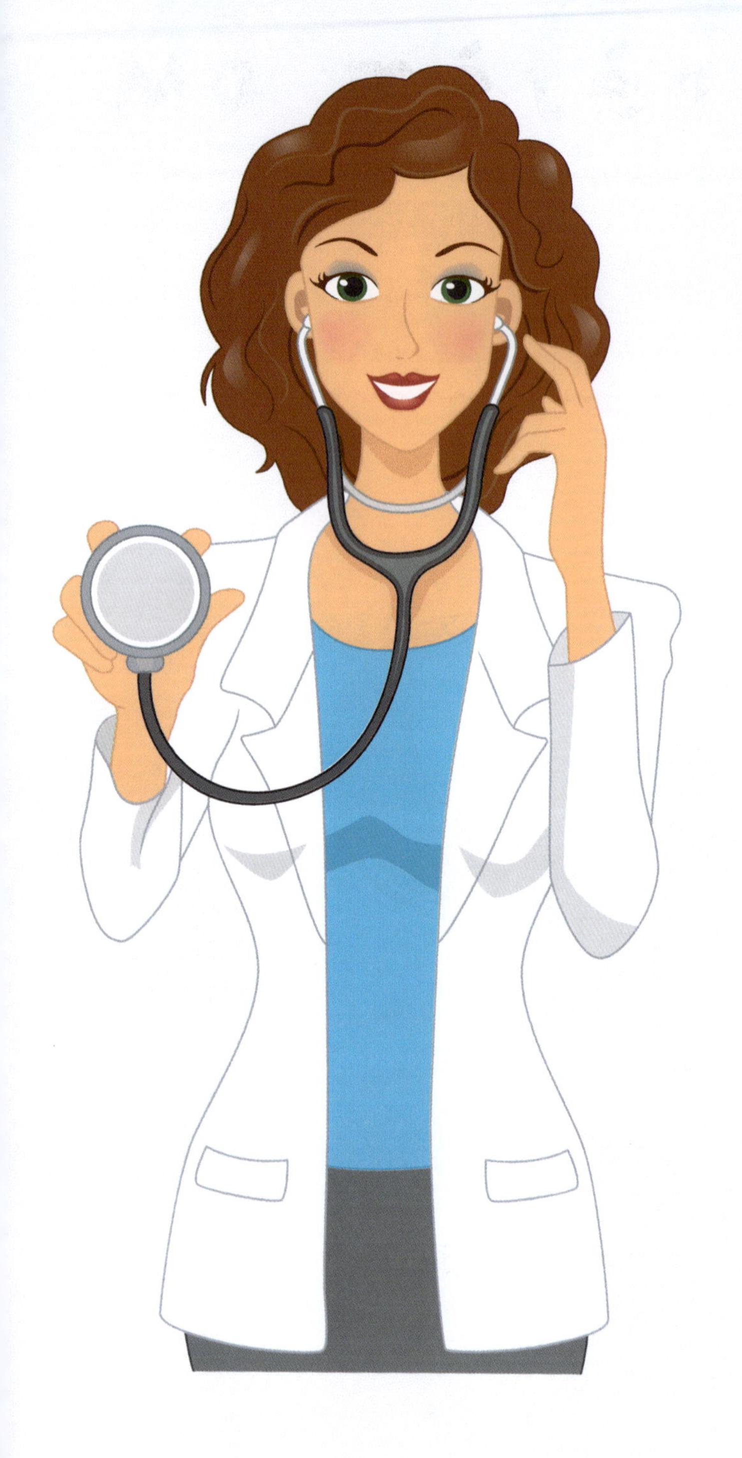

En médecine, on appelle les règles les menstruations !
LE CYCLE, c'est la période qui commence le jour où tu as tes règles jusqu' aux prochaines.

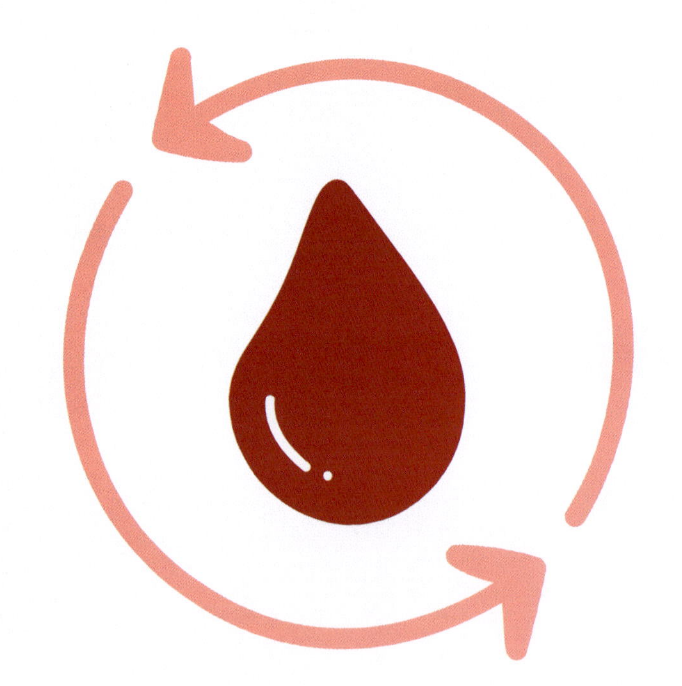

Note bien qu' un cycle peut durer entre 21 et 35 jours, en moyenne 28 jours, Cela dépend de chaque femme. Cela veut dire que tu auras tes règles à peu près tous les 28 jours et qu'elle dureront environ 3 à 5 jours.

LE CYCLE DES RÈGLES

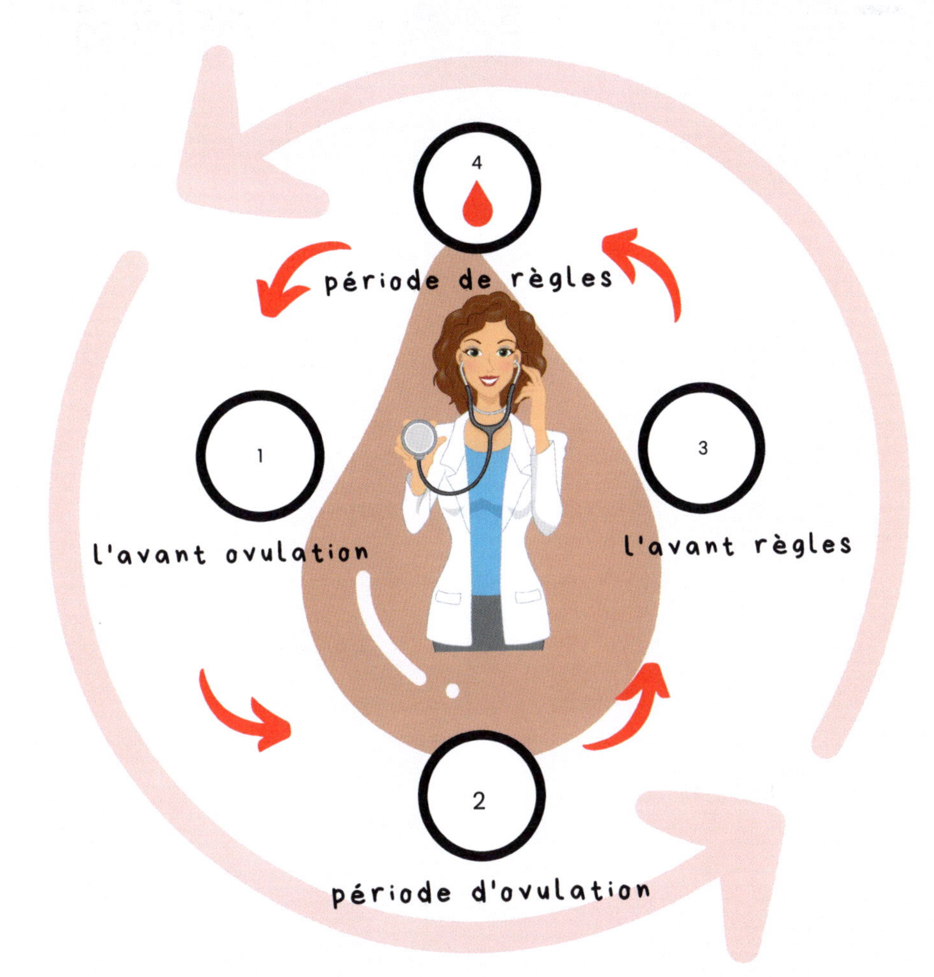

Certaines femmes peuvent avoir des cycles plus courts (en dessous de 21 jours) et à l'inverse des cycles plus long que 35 jours. Si c'est le cas pour toi ou quelqu'un que tu connais, je te conseille d'aller consulter un médecin et d'en parler avec lui. Il pourra vraiment te conseiller au mieux. Le plus important c'est que tu puisses observer ton cycle et le comprendre. N'oublies pas que c'est vraiment le but de ce livret menstru ; observer puis comprendre comment tu fonctionnes. Il est inutile de se comparer aux autres, le plus important c'est toi !

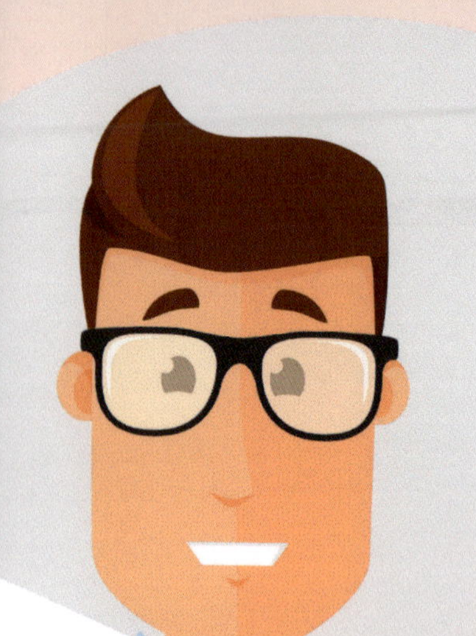

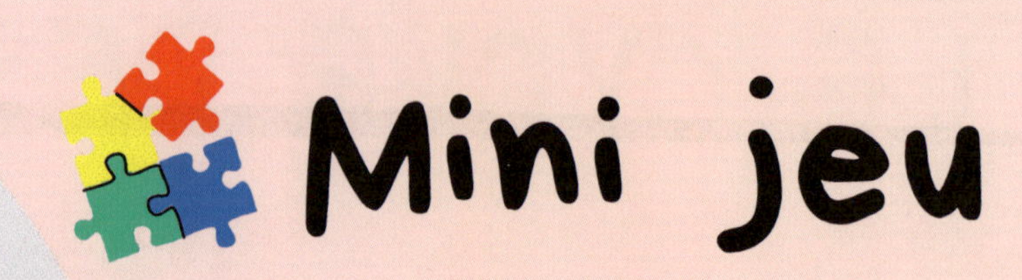

Saurais-tu replacer les bons mots dans le schéma ?

COL

UTÉRUS

VAGIN

TROMPE

VULVE

ENDOMETRE

OVAIRE

l'appareil génital

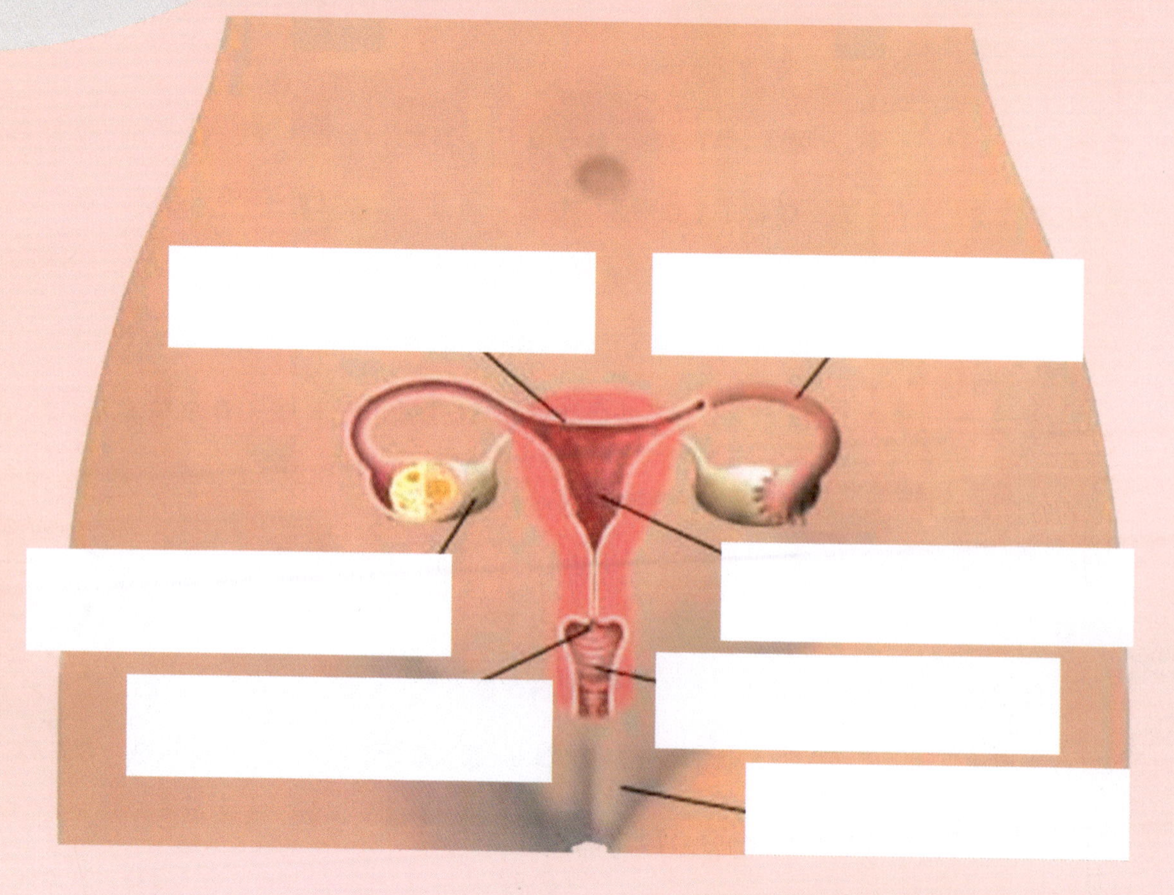

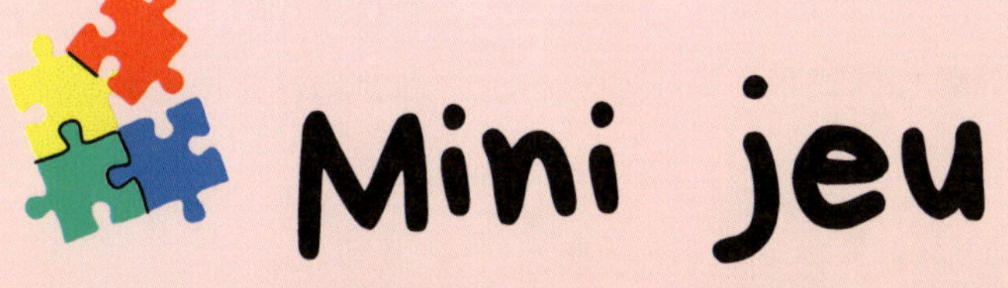

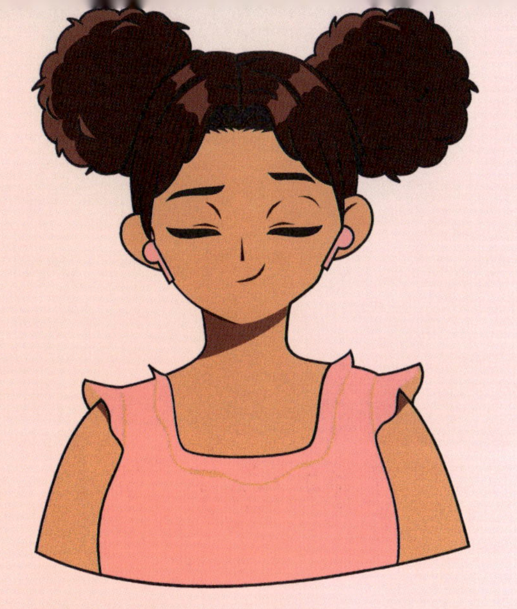

Sauras tu relier les petits bouts de dessin de l'appareil génital aux mots qui correspondent ? Aide toi du dessin et des pages précédentes !

- utérus
- endomètre
- col
- vulve
- ovaire
- vagin
- trompe

PHASE 1

pré-ovulation

(trois semaines avant tes règles)

Tous les mois, une information est envoyée par le cerveau et ses hormones. Il demande à tes ovaires de produire des hormones également , pour permettre à un petit ovule de grandir, au chaud dans sa maison (L'ovaire)

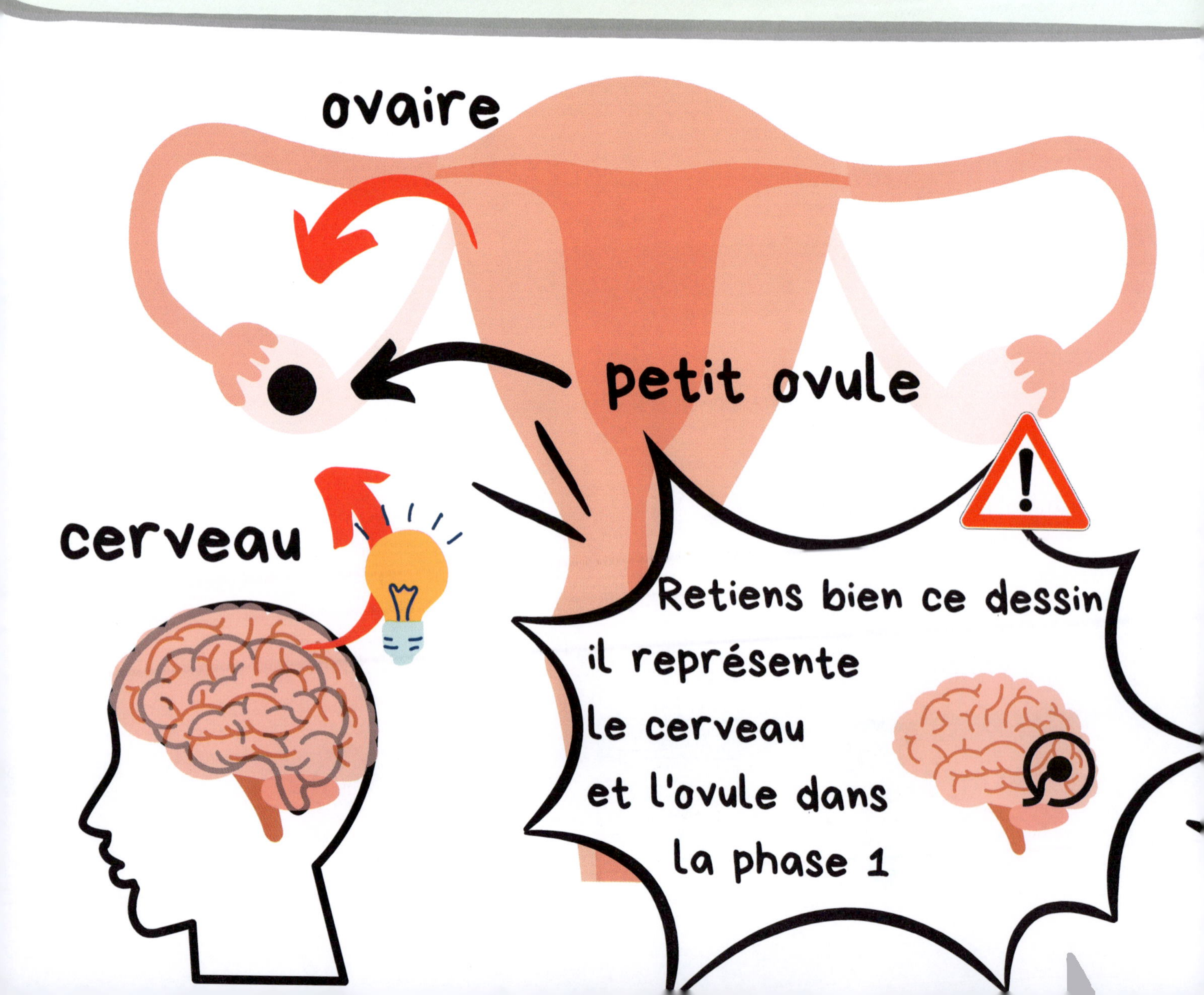

PHASE 2

ovulation

(deux semaines avant tes règles)

le petit ovule avance le long d'un tube appelé LA TROMPE pour arriver jusqu'à l'intérieur de L'UTÉRUS.

L'ENDOMETRE , l'intérieur de l'utérus, s'épaissit pour accueillir confortablement une potentielle grossesse.

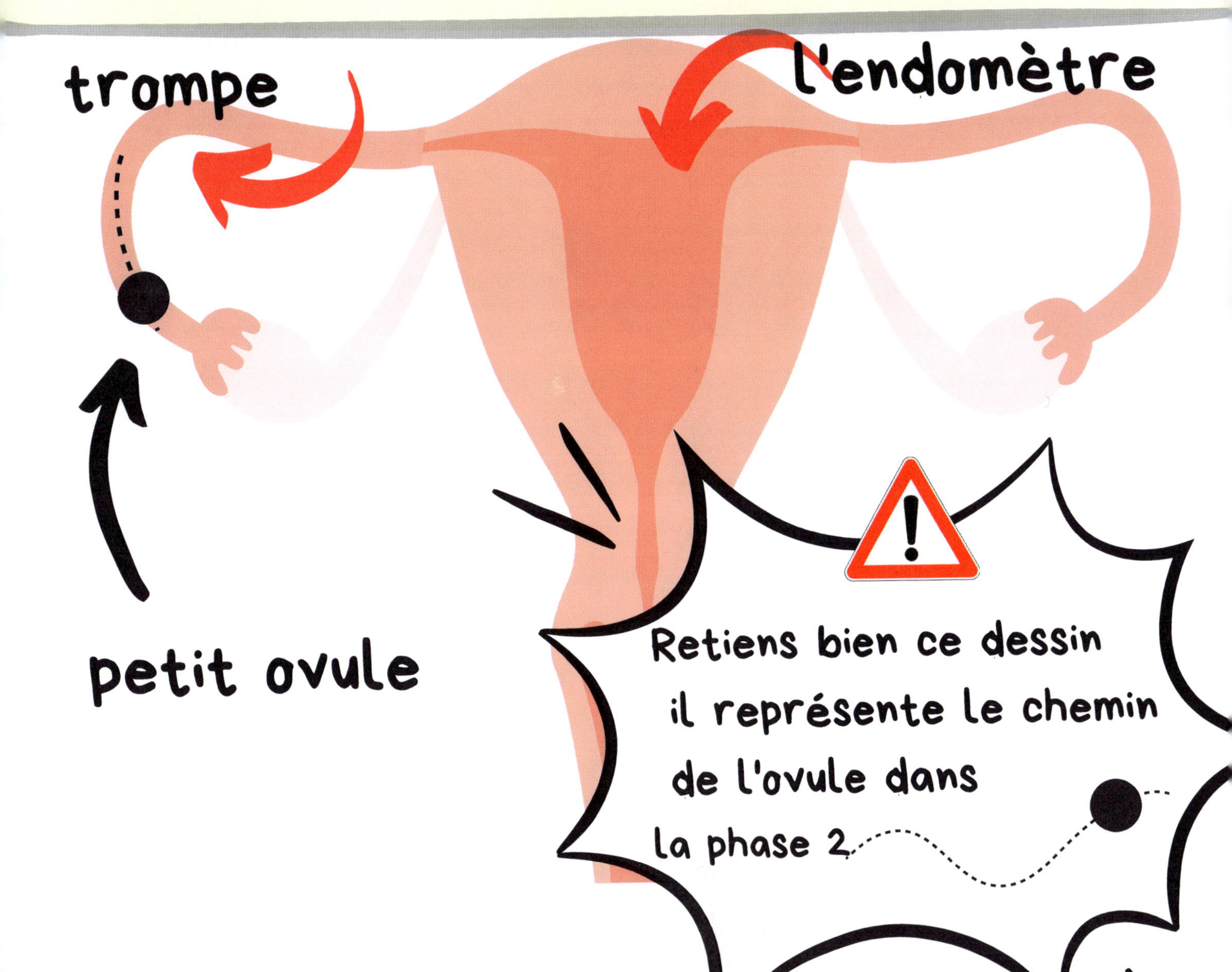

PHASE 3

Pré-menstruation

(une semaine avant tes règles)

cas 1

Si cet ovule rencontre le spermatozoïde d'un garçon ..
il peut se fixer dans l'endomètre, alors c 'est le début de la grossesse oui, c'est comme cela qu'une femme tombe enceinte

cas 2

Si cet ovule ne rencontre pas de spermatozoïde, il va se fâner telle une fleur et diminuer de taille. Une autre hormone va se mettre en place.

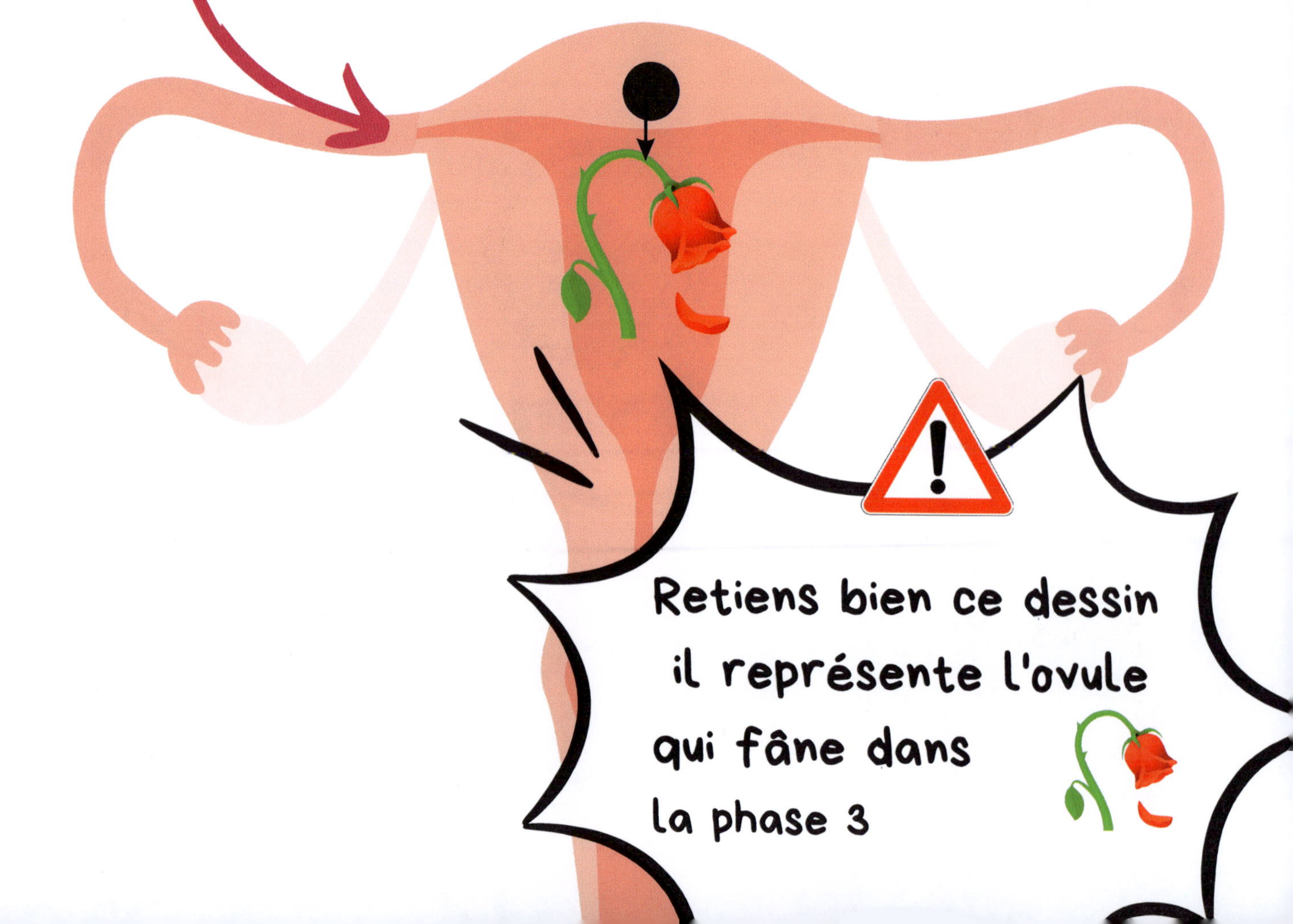

PHASE 4

Menstruations

(pendant tes règles)

S'il n'y a pas de grossesse, l'endomètre n'a plus besoin d être présent , il va donc se détacher et sortir du corps. C'est l'apparition du sang qui s'écoule par le vagin.

!
Retiens bien ce dessin
il représente le sang
de tes règles qui
s'écoule dans
la phase 4

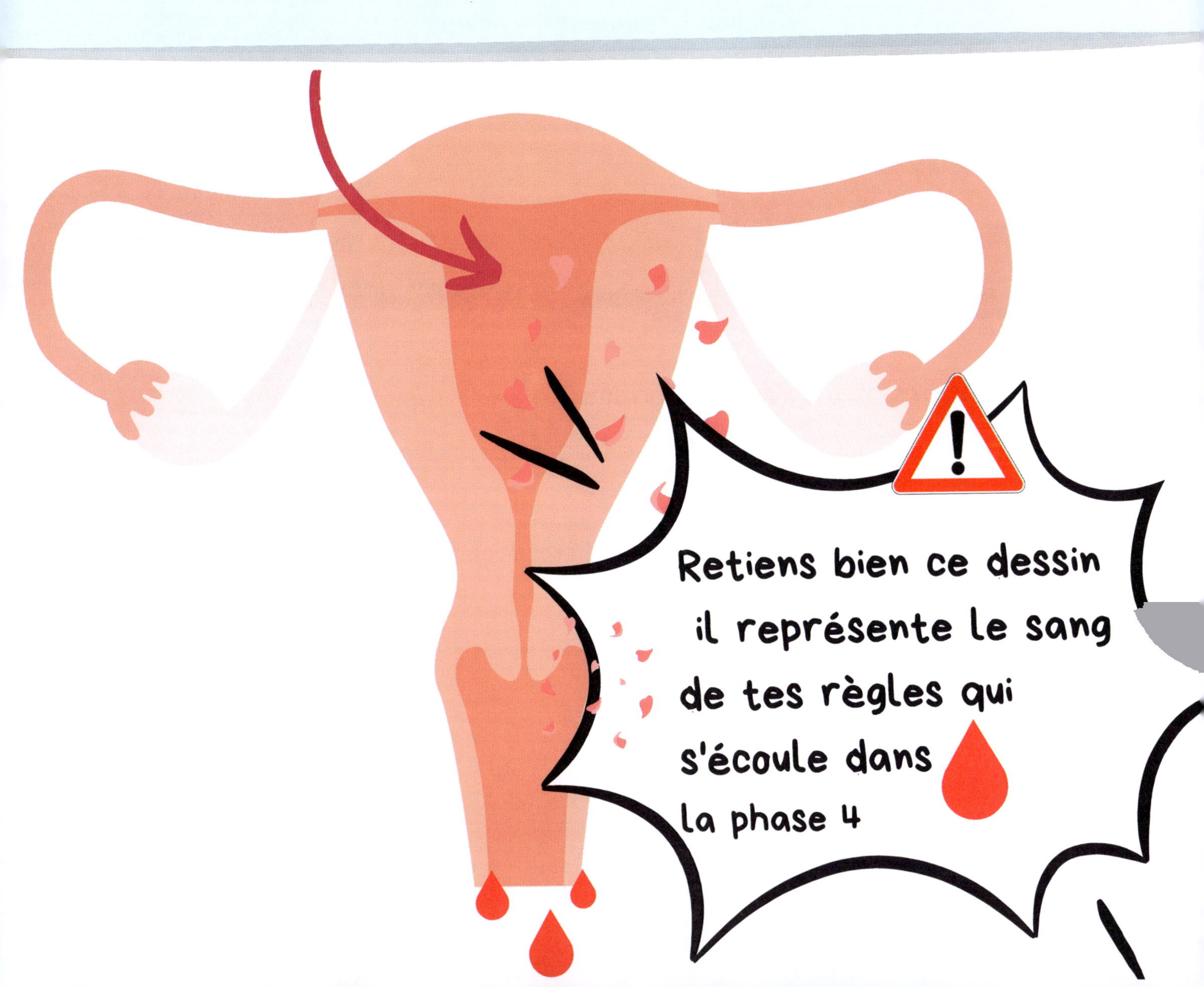

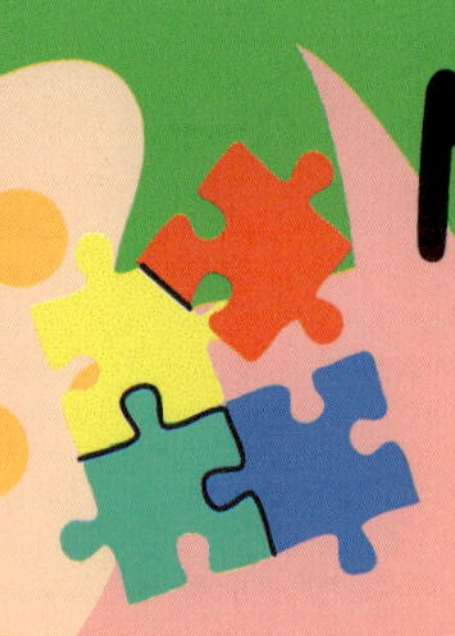

Mini jeu
LES 4 PHASES DANS MON CORPS

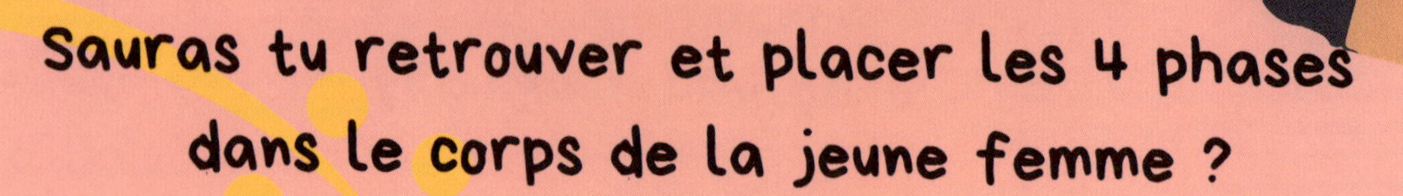

Sauras tu retrouver et placer les 4 phases dans le corps de la jeune femme ?

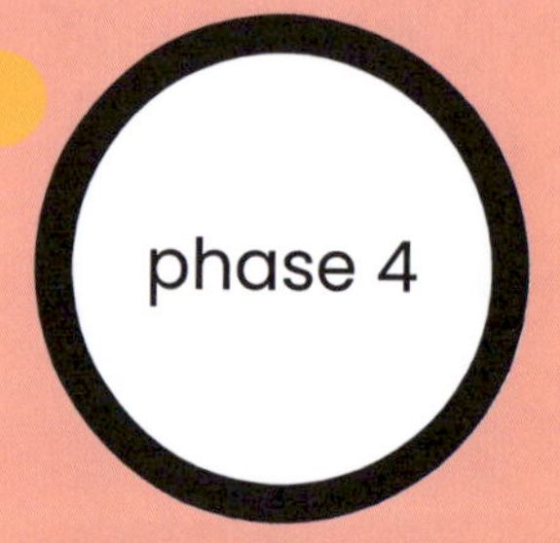

MENSTRUATION

phase 1

PRÉ-OVULATION

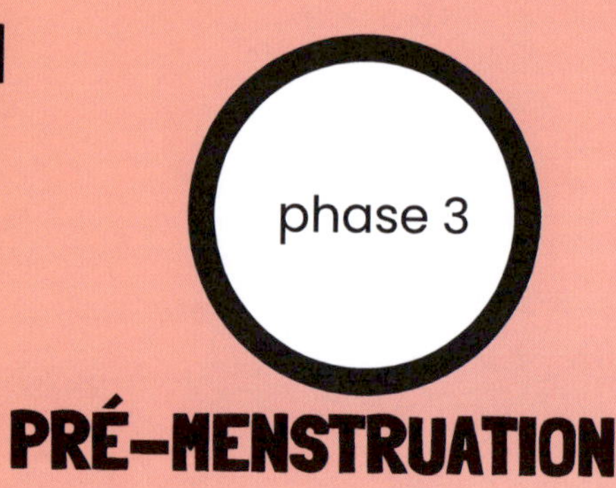

PRÉ-MENSTRUATION

phase 2

OVULATION

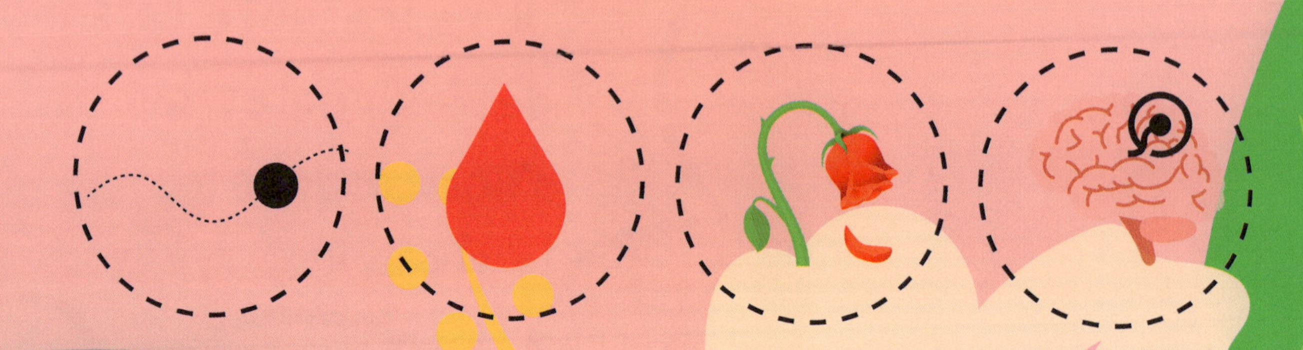

Mini jeu

Complète la phrase suivante avec le vocabulaire adapté.

Tous les ____________, la femme perd une certaine quantité de sang à l'intérieur de l' ____________ qui s'écoule par le ____________ .
Cela dure entre ________ à ________ jours ... en fonction de chacune.

C'EST QUOI LES PERTES ?

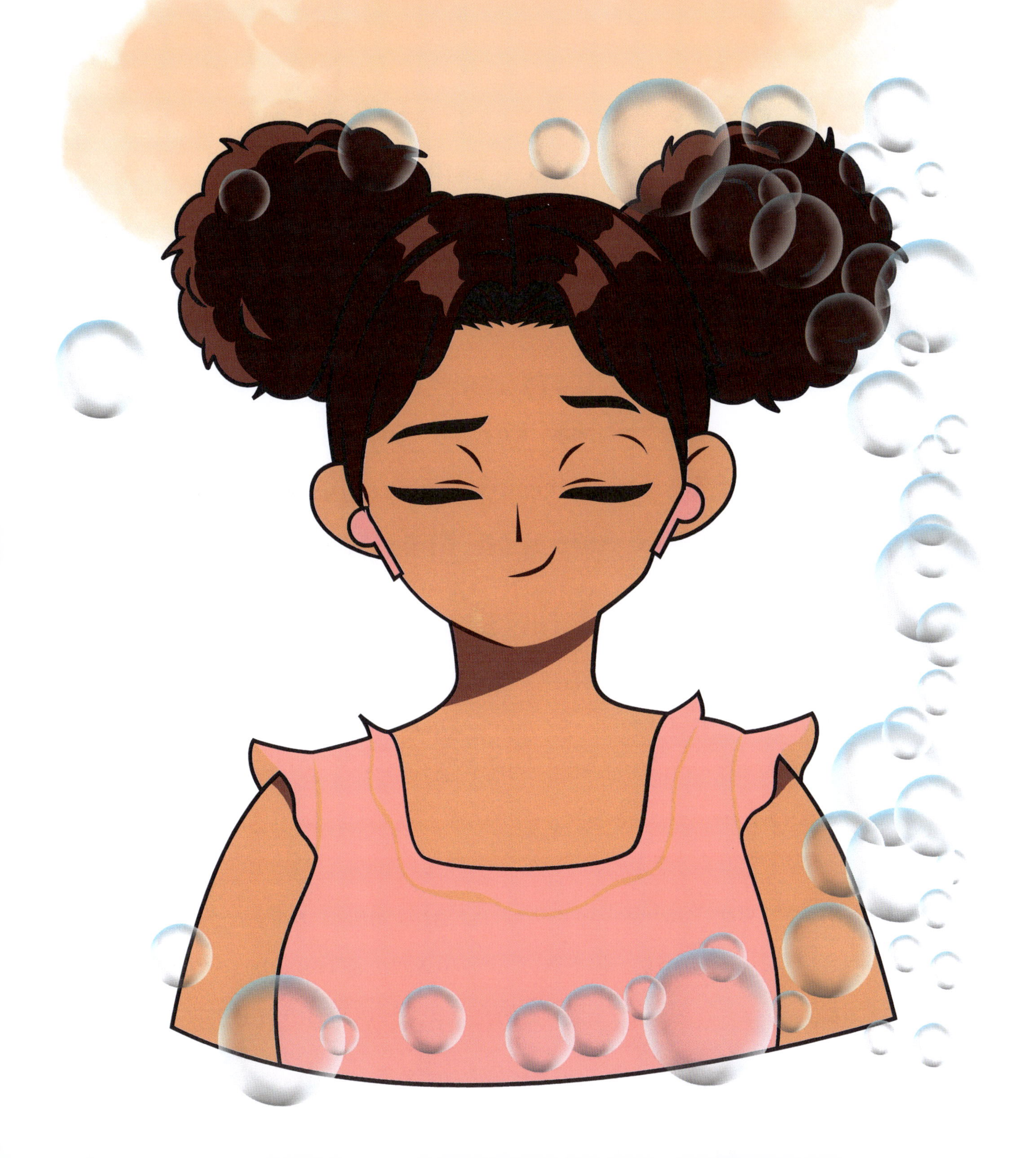

LES PERTES

Les pertes font partie des signes de puberté de la jeune fille. Cela veut dire que tu es en train de grandir et que tes règles arriveront quelques temps après tes premières pertes.. alors aucune panique c'est tout à fait normal d'en avoir! Tu verras aussi que la texture change, parfois c'est liquide, parfois c'est un peu plus gluant, parfois c'est même sec .. sa couleur aussi change .. Si cela te dérange vraiment tu peux porter ce que l'on appelle un protège slip et ca ressemble à ça !!

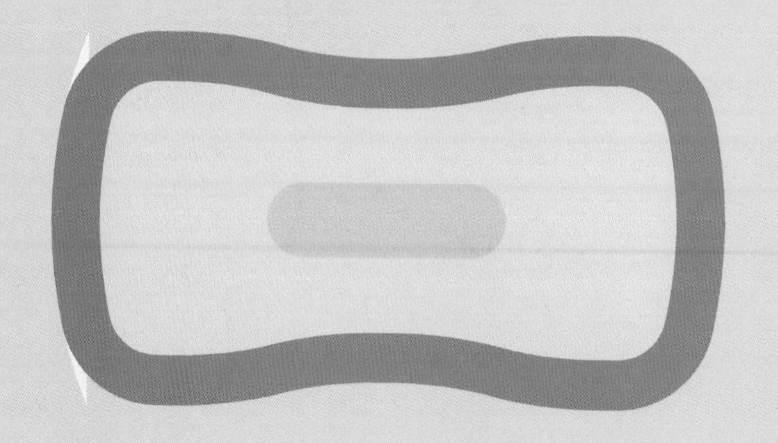

LES PERTES VAGINALES

Les pertes blanches également appelées LEUCORRHÉES sont un mélange de fluides qui s'écoulent à certains moments par le vagin. Certaines femmes en ont beaucoup, d'autres un peu moins mais ce qu'il faut garder en tête c'est qu'elles sont naturelles et qu'elles jouent simplement leur rôle dans ton corps! Leur fonction est de nettoyer et de lubrifier le vagin en éliminant tout ce qui ne te sert plus à l'intérieur.

LES PERTES VAGINALES ET LEURS SIGNES

Voici un petit guide des couleurs et des signes.. en les connaissant tu sauras si c'est inquiétant ou si au contraire c'est tout à fait normal.

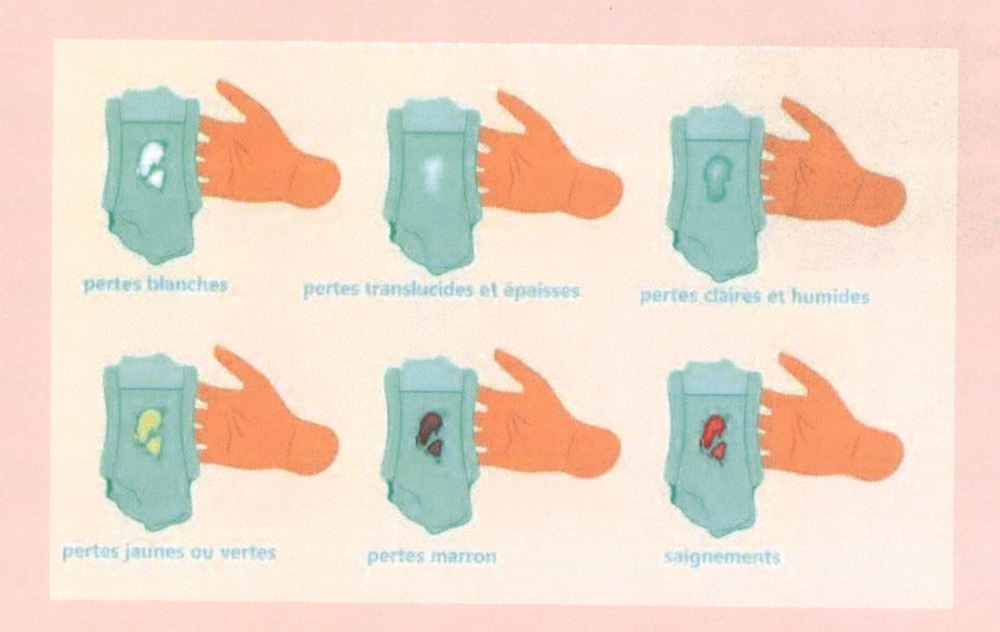

En cas de doute, parles en à tes parents et n'hésites surtout pas à consulter un médecin généraliste ou un médecin spécialiste des femmes que l'on appelle " gynécologue". Il existe aussi d'autres professionnels de santé qui peuvent t'accompagner, ce sont les "sages femmes".

LES SIGNES DE BONNE SANTÉ

transparent

blanc / jaune très clair

rosée

rouge

marron foncé

LES SIGNES QUI T'INDIQUENT QU'IL FAUT CONSULTER UN MEDECIN

couleur verdâtre

couleur grisâtre

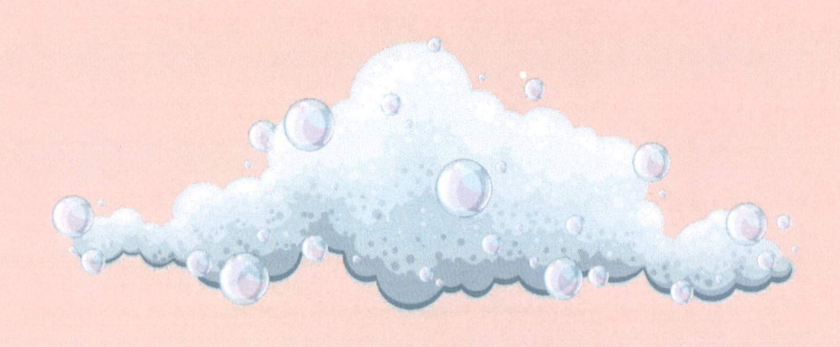

texture grumeleuse

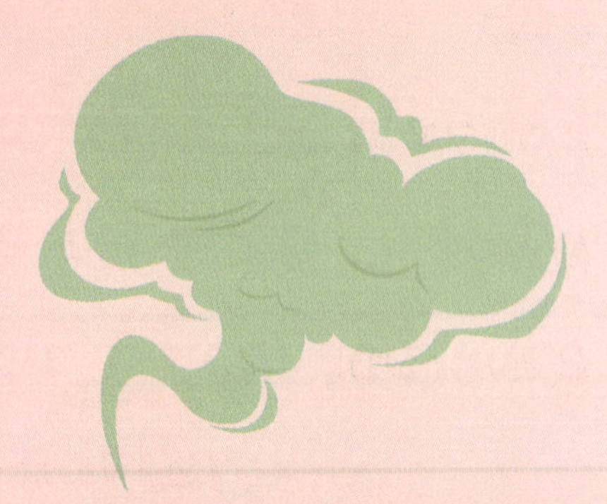

mauvaise odeur très forte et inhabituelle

Au cours de ta vie de femme, il y aura sûrement quelques fois où tu iras consulter un médecin. Parmi les motifs les plus courants , en voici quelques uns :

les infections urinaires (cystite) c'est quand :

- ca brûle quand on fait pipi
- tu as une envie d'uriner pressante
- tu as tout le temps envie de faire pipi
- tu as quelques gouttes de pipi seulement

la mycose c'est quand tu as :

- ton sexe qui gratte et qui brûle
- des pertes blanches comme du yaourt

Si cela devait t'arriver, saches que ça se soigne mais pour cela il faut aller consulter Le médecin qui te prescrira un traitement adapté.

Pertes blanches, jaunes claires ou transparentes

Elles sont en général blanches mais peuvent devenir jaune au contact de l'air. C' est tout à fait normal de les avoir, toutes les femmes en ont. Parfois elles sont sèches comme des petites miettes, parfois elles sont gluantes, parfois encore liquide. Elles peuvent sentir un peu mais pas trop fort.

Pertes rosées

Si elles sont rosées; c'est tout simplement que tes pertes blanches se sont mélangées avec un peu de sang . Cela peut annoncer le début ou la fin des règles. Ici encore il n'y a rien d'anormal.

Pertes rouges

Les pertes rouges correspondent à du sang. C'est souvent les règles mais pas que ..
On parle généralement de spotting pour désigner de petites pertes de sang qui apparaissent en dehors de tes règles. Ces saignements sont légers et arrivent souvent. En général ce n'est pas très grave. Le spotting correspond à des pertes de sang bien moins importantes que celles des menstruations. Alors aucune panique tu n'auras pas deux fois tes règles dans le mois ... si la quantité de sang t'inquiète tu peux toujours consulter un medecin et lui en parler.

Pertes marrons

Elles représentent le " vieux sang". Bien que ça puisse surprendre, ce sang est tout simplement le signe que tes règles débutent ou se finissent. Si elles arrivent à d'autres moments, cela signifie que l'utérus évacue des restes de sang. C'est assez impressionnant la première fois que l'on voit ça dans sa culotte .

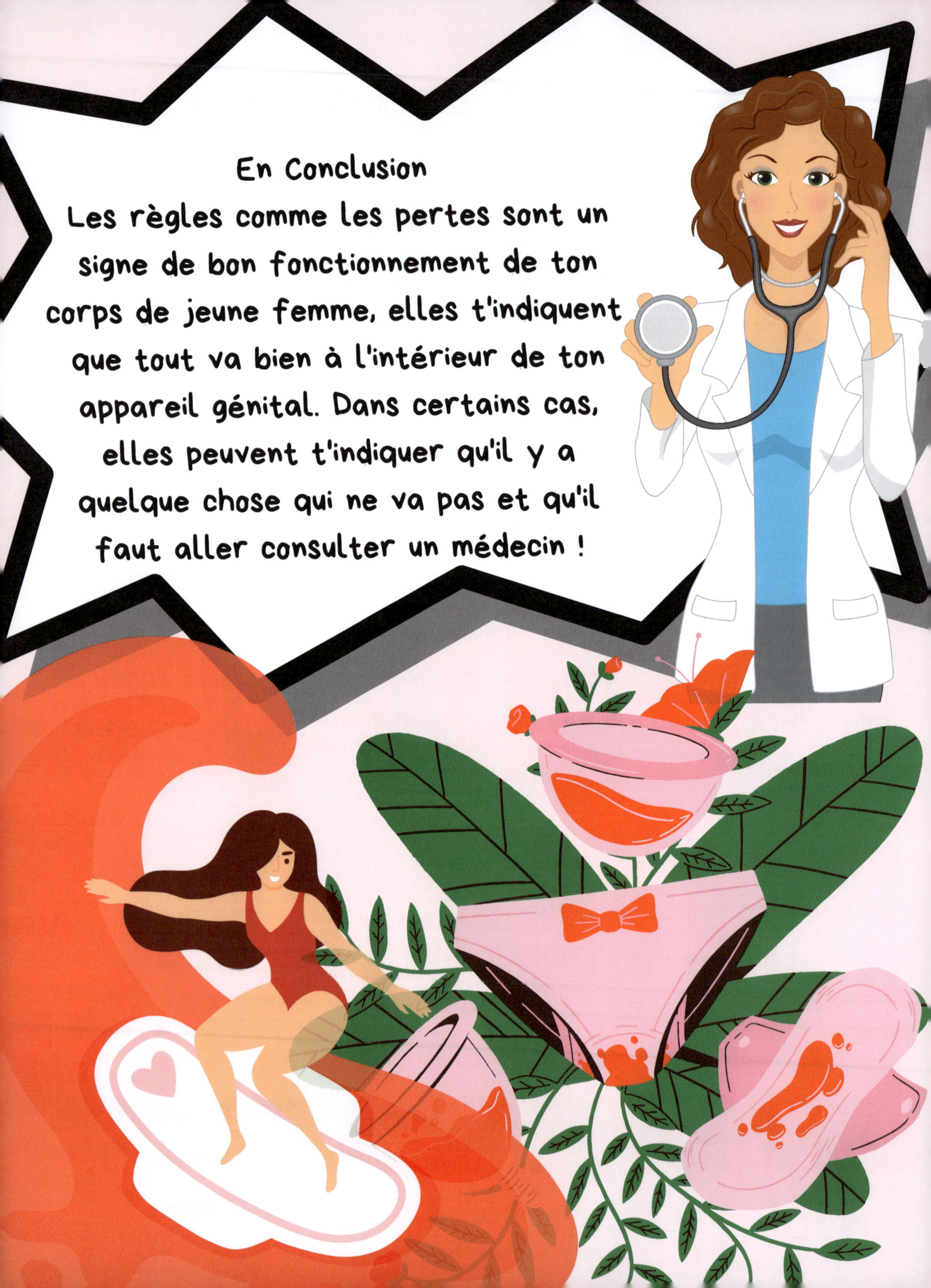
En Conclusion
Les règles comme les pertes sont un signe de bon fonctionnement de ton corps de jeune femme, elles t'indiquent que tout va bien à l'intérieur de ton appareil génital. Dans certains cas, elles peuvent t'indiquer qu'il y a quelque chose qui ne va pas et qu'il faut aller consulter un médecin !

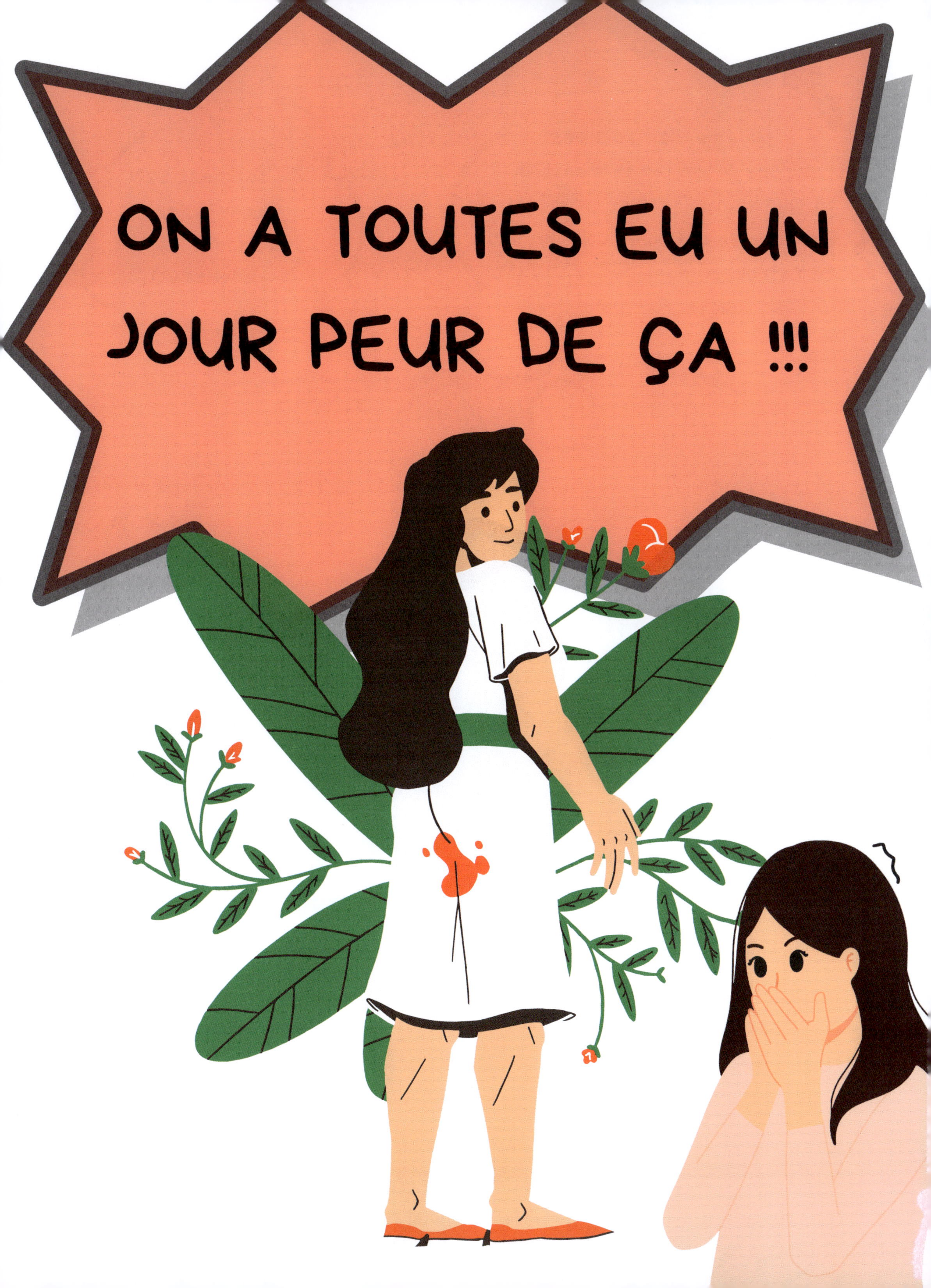
ON A TOUTES EU UN
JOUR PEUR DE ÇA !!!

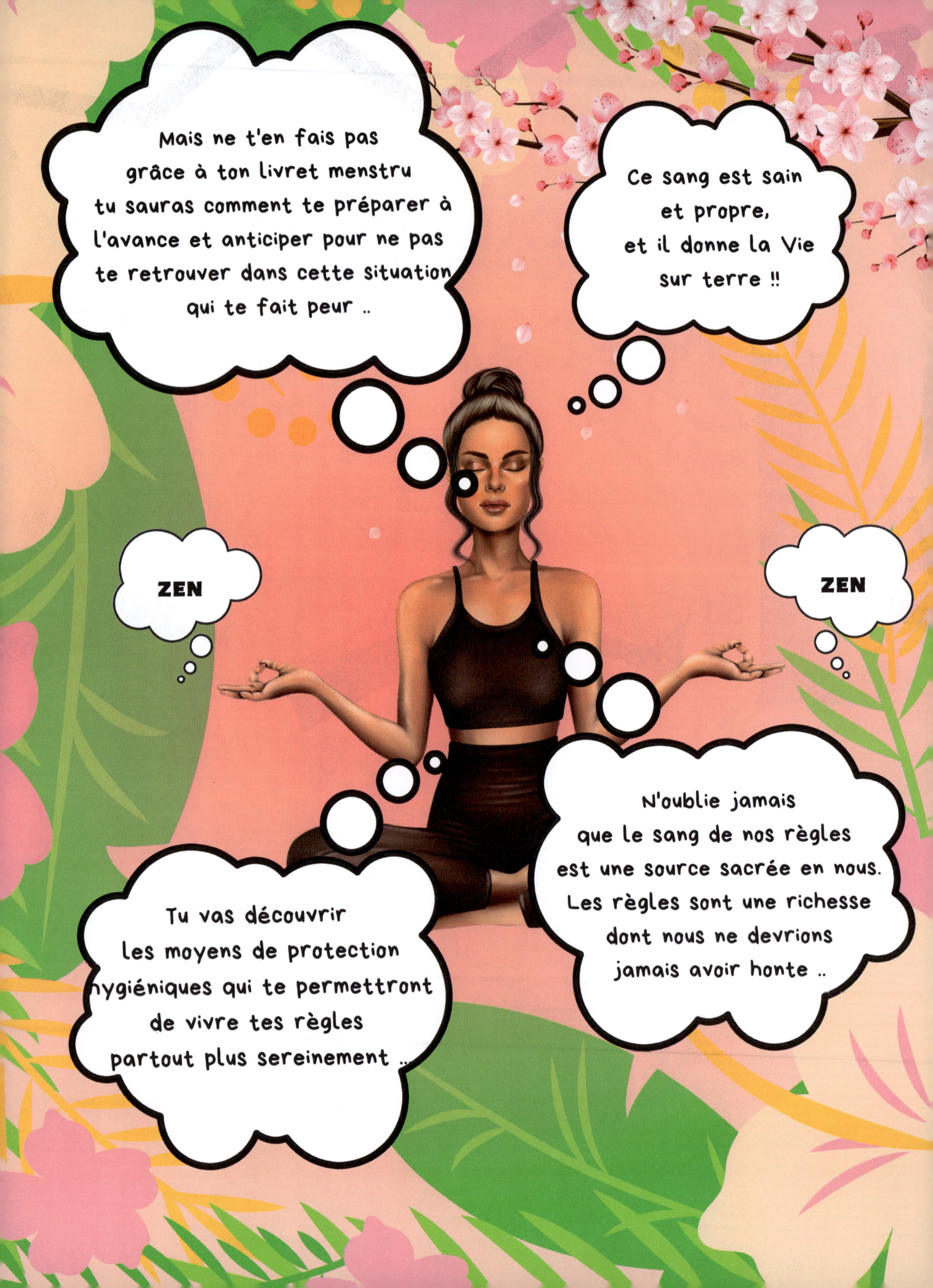
Mais ne t'en fais pas grâce à ton livret menstru tu sauras comment te préparer à l'avance et anticiper pour ne pas te retrouver dans cette situation qui te fait peur ..
Ce sang est sain et propre, et il donne la Vie sur terre !!
ZEN
ZEN
N'oublie jamais que le sang de nos règles est une source sacrée en nous. Les règles sont une richesse dont nous ne devrions jamais avoir honte ..
Tu vas découvrir les moyens de protection hygiéniques qui te permettront de vivre tes règles partout plus sereinement ..

les protections hygiéniques

Voici les 4 types de protections hygiéniques qui existent ..
Je t'explique pour chacune d'entre elles comment elles s'utilisent ! Ça te permettra de choisir celle qui te conviendra !

la serviette hygiénique

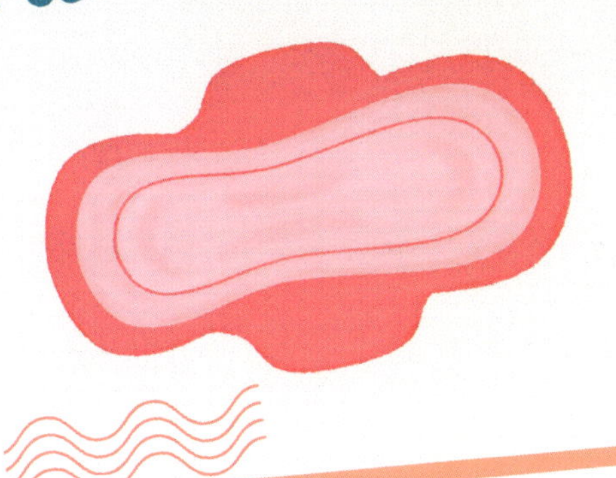

le tampon

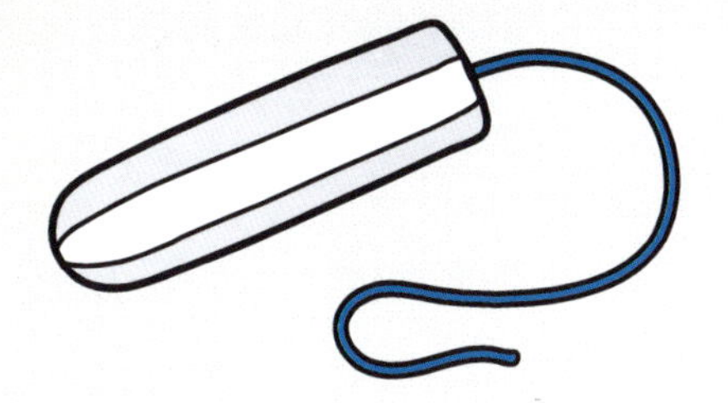

la fleur cup

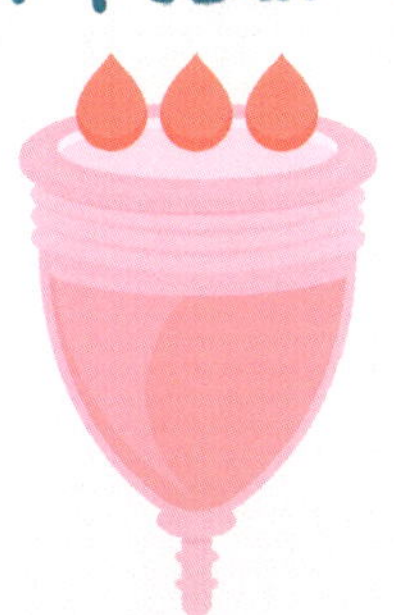

la culotte menstruelle

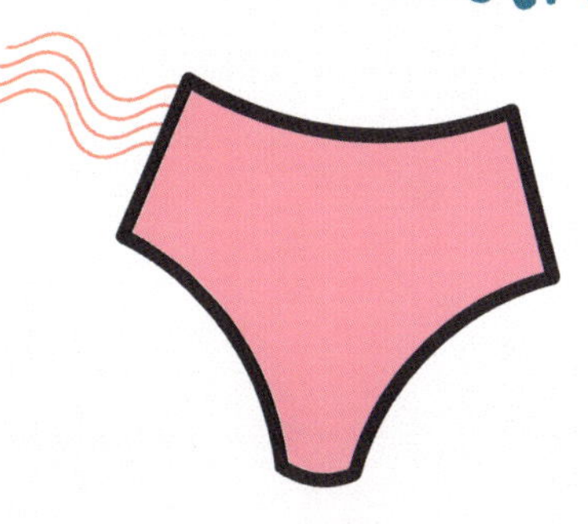

la serviette hygiénique

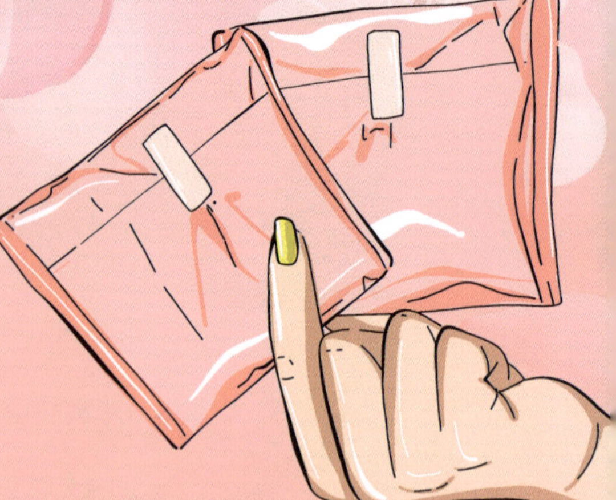

C'est la protection la plus connue et la plus utilisée.. C'est aussi la plus ancienne de toutes !! Celle que portaient nos mères, nos grand mères et certainement nos ancêtres !!

les +

- Pratique à appliquer : on la colle puis on la retire et la jette à chaque fois qu'on passe aux toilettes,
- Il existe désormais des serviettes lavables qui sont plus écologiques, au lieu de les jeter tu les laves cela évite d'en racheter à chaque fois
- Certaines serviettes lavables ont une composition neutre et naturelle

les −

- Inconfortable, car épaisse et génante dans la culotte
- Peut sentir mauvais .
- Les serviettes jetables ne sont pas le mieux pour la santé à cause de leur composition chimique.
- Polluante car jetable
- Pas économique puisqu'il faut renouveller ton stock sauf si tu choisis une serviette lavable !

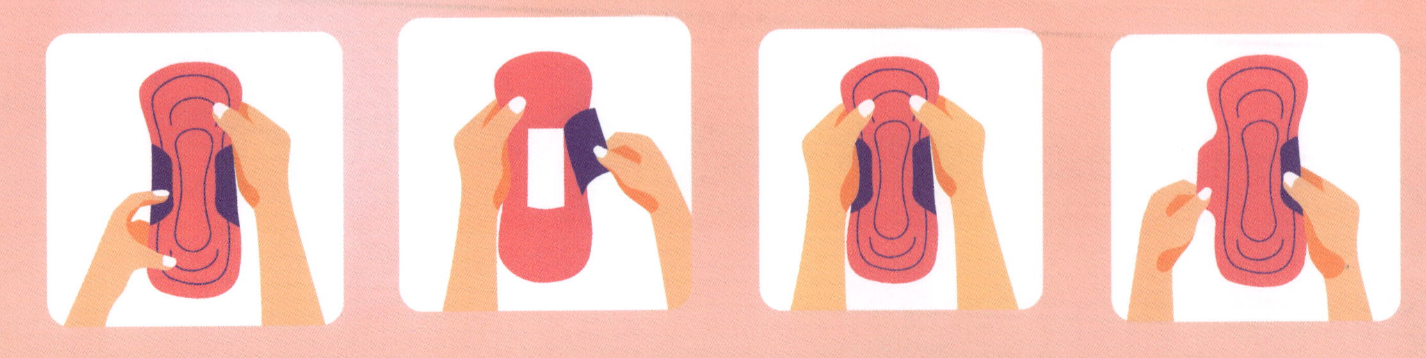

la serviette hygiénique

languettes à coller
sous la culotte

zone absorbante

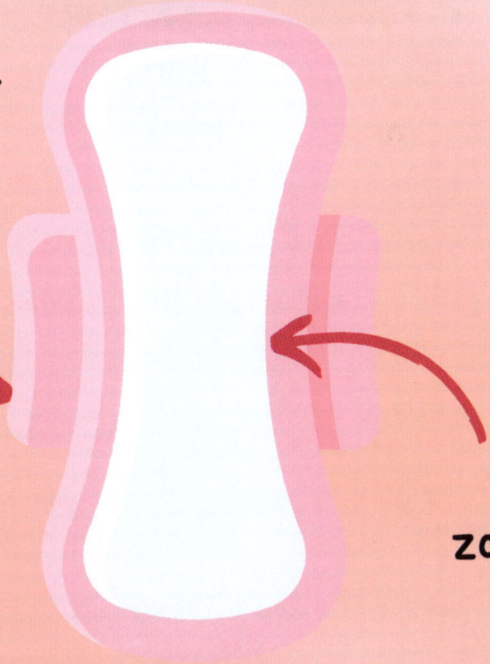

:1- Déplies ta serviette hygiénique, elle ressemble à ça..
2- Sur le dos de ta serviette, il te suffit de décoller le petit film qui est autocollant
3- Colle la partie adhésive sur ta culotte.
4- Déplie les languettes et colles les derrière ta culotte.
5- A chaque passage aux toilettes, tu peux la jeter et la changer / si la serviette que tu as choisie est lavable , enlève la , rince là à l'eau froide et laves la à la machine à laver
Fais attention à ne pas la toucher avec tes mains car c'est une zone qui sera en contact avec ton intimité, laves toi bien les mains avant et après!

le tampon

A été pendant très longtemps le seul autre moyen de protection en dehors de la serviette. Celles qui ne se sentaient pas à l'aise avec les serviettes choisissaient le tampon, mais attention ce n'est pas forcément adapté pour les jeunes filles car il faut l'introduire à l'intérieur de son sexe.

les 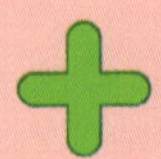

- Moins encombrant dans la culotte
- on applique puis on jette (pratique)
- on peut aller se baigner avec

les 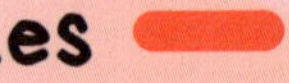

- Difficile à mettre
- Douloureux si on le met mal
- Il faut l'introduire à l'intérieur du sexe
- Pas le meilleur pour la santé (comme la serviette)
- On peut l'oublier à l'intérieur
- Pas écologique, on doit renouveler souvent son stock

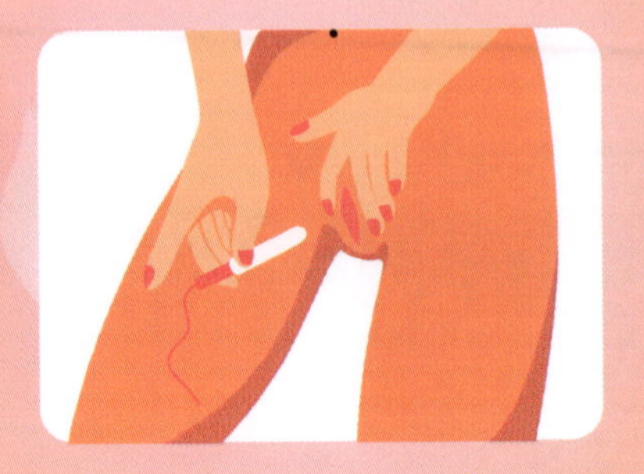

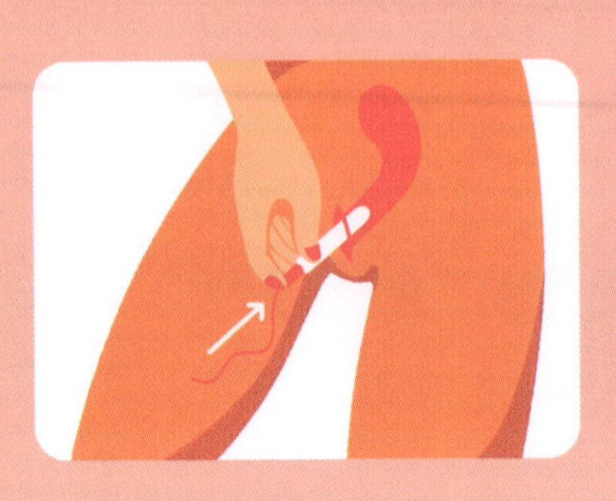

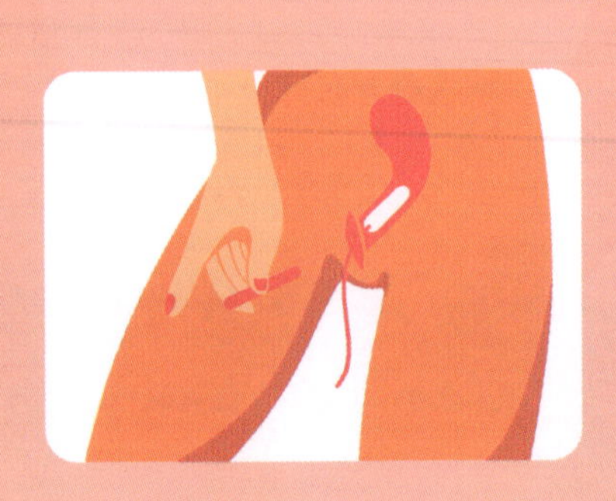

le tampon

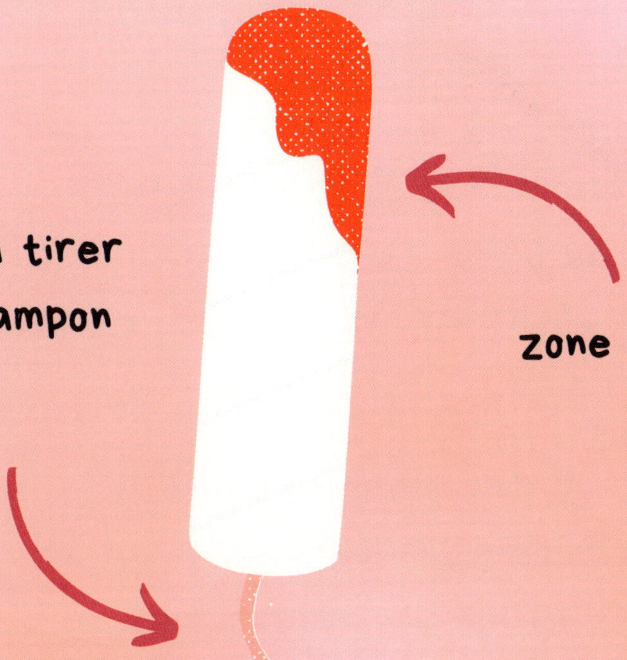

long fil qui sert à tirer
pour enlever le tampon

zone absorbante

:1- Retire l'emballage transparent
2- Tire le fil, il te servira plus tard de repère quand tu voudras l'enlever
3- Rentres le tampon à l'intérieur du sexe en poussant délicatement
4- Pour le retirer : détends toi, tire doucement sur le fil puis dès que le tampon se rapproche avec tes doigts attrapes le

laves toi bien les mains avant et après!

la fleur cup'

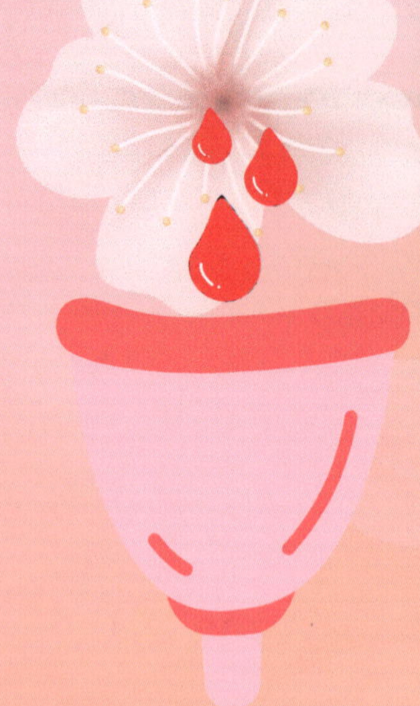

la fleur cup' est née il y a quelques années seulement. C'est un système avec un petit réservoir dans lequel le sang se remplit au fur et à mesure de la journée. Comme le tampon il s'introduit plié à l'intérieur du sexe et s'ouvre comme une fleur pour accueillir le sang.

les +

- le sang coule naturellement
- Plus écologique car on la garde et on la lave
- On la garde plus longtemps dans la journée
- Il n'y a pas d'odeur
- On peut se baigner et faire du sport avec
- Economique car on la lave au lieu d'en racheter

les −

- Difficile à appliquer
- Douloureux si on le met mal
- Il faut l'introduire à l'intérieur du sexe
- Demande une hygiène importante

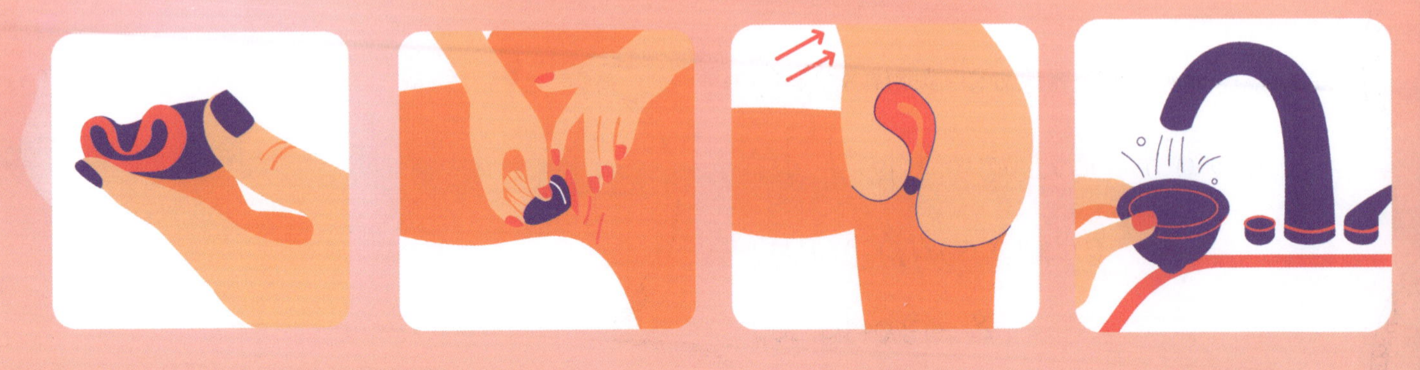

la fleur cup'

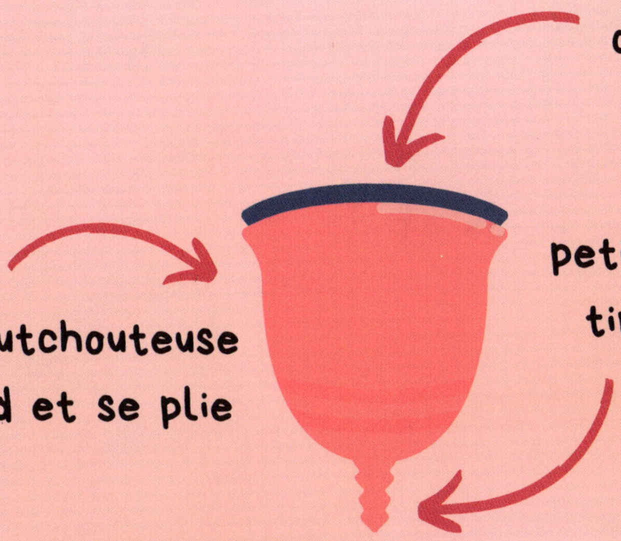

récipient dans lequel coule le sang

partie caoutchouteuse qui se tord et se plie

petit embout qui sert à tirer puis retirer la fleur

:1- Plie les cotés en 2 puis en 4
2- Rentre la cup pliée à l'intérieur du sexe
3- lâche les bouts afin qu'elle se déplie à l'intérieur et qu'elle revienne à sa forme initiale
4- 2 à 3 fois par jours tu peux la retirer en tirant un peu sur le bout caoutchouteux et ensuite en la récupérant lorsqu'il devient accessible (comme le tampon)
5- Verse le sang dans les toilettes ou l' évier et laves ta cup.
6- Tu peux la remettre une fois bien propre

laves toi bien les mains avant et après! Avant chaque utilisation il faut stériliser la cup en la plongeant dans l'eau bouillante!

la culotte menstruelle

C'est la grande révolution !
C'est le produit idéal qui te simplifiera la vie ! c' est une culotte qui absorbe le sang. Elle commence à être vendue partout et d' ailleurs on en trouve de très jolies et de très confortables !!!

les +

- Simple à mettre
- pratique
- écologique
- économique
- efficace car le sang ne traverse pas
- jolie
- confortable
- on peut la garder plus longtemps

les −

- un peu plus cher au départ mais ca reste un bon investissement sur le long terme
- nécessite de la laver
- il faut en avoir plusieurs pendant ses règles

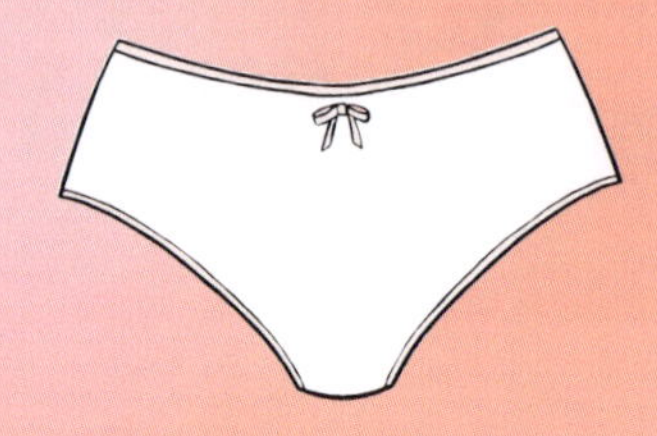

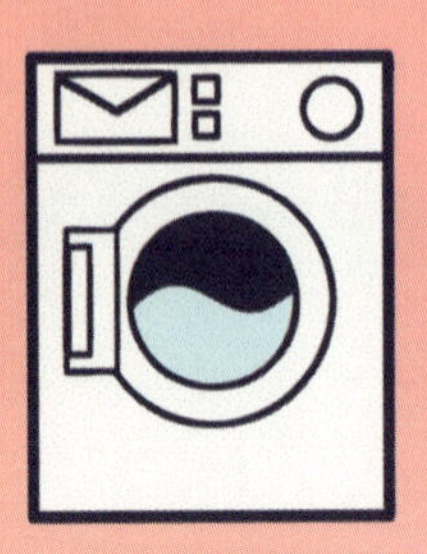

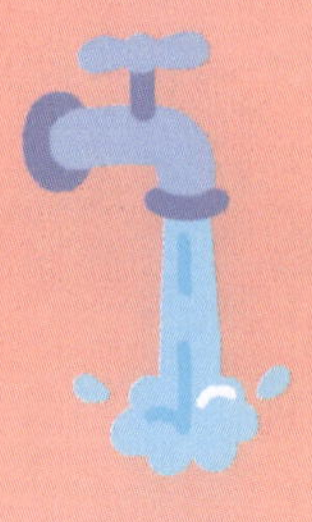

la culotte menstruelle

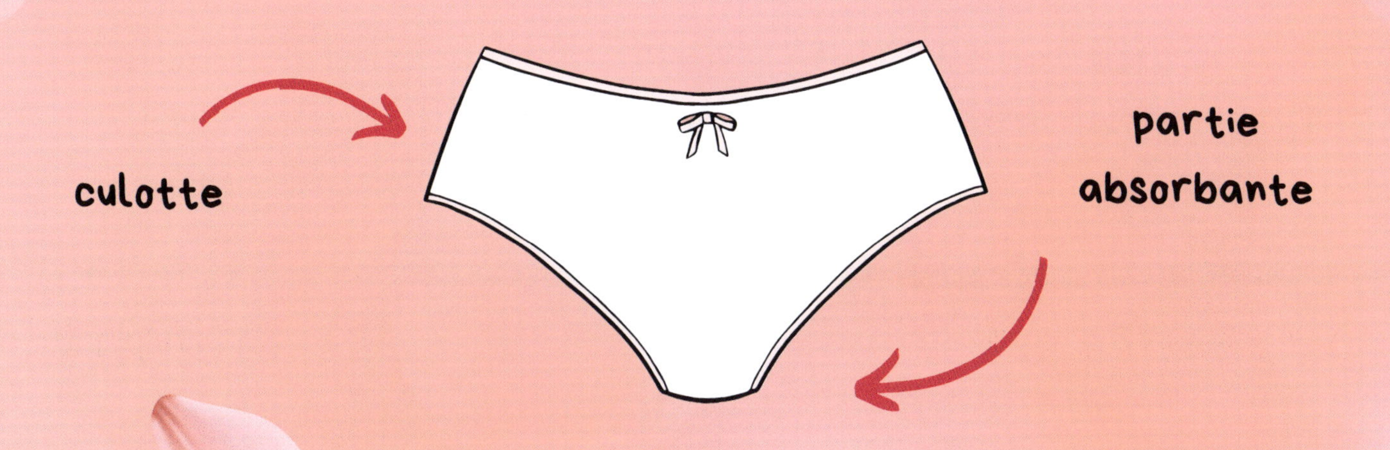

:1- Enfile ta culotte
2- Retire la au bout de 6 à 8 h histoire de te rafraichir
3 - Rince là à l'eau froide, puis Mets la à la machine à laver
4- Enfile ta 2eme culotte !
laves toi bien les mains avant et après!

Astuce : si ta culotte n'absorbe plus le sang:
laisse la tremper dans du percarbonate de
soude quelques heures !

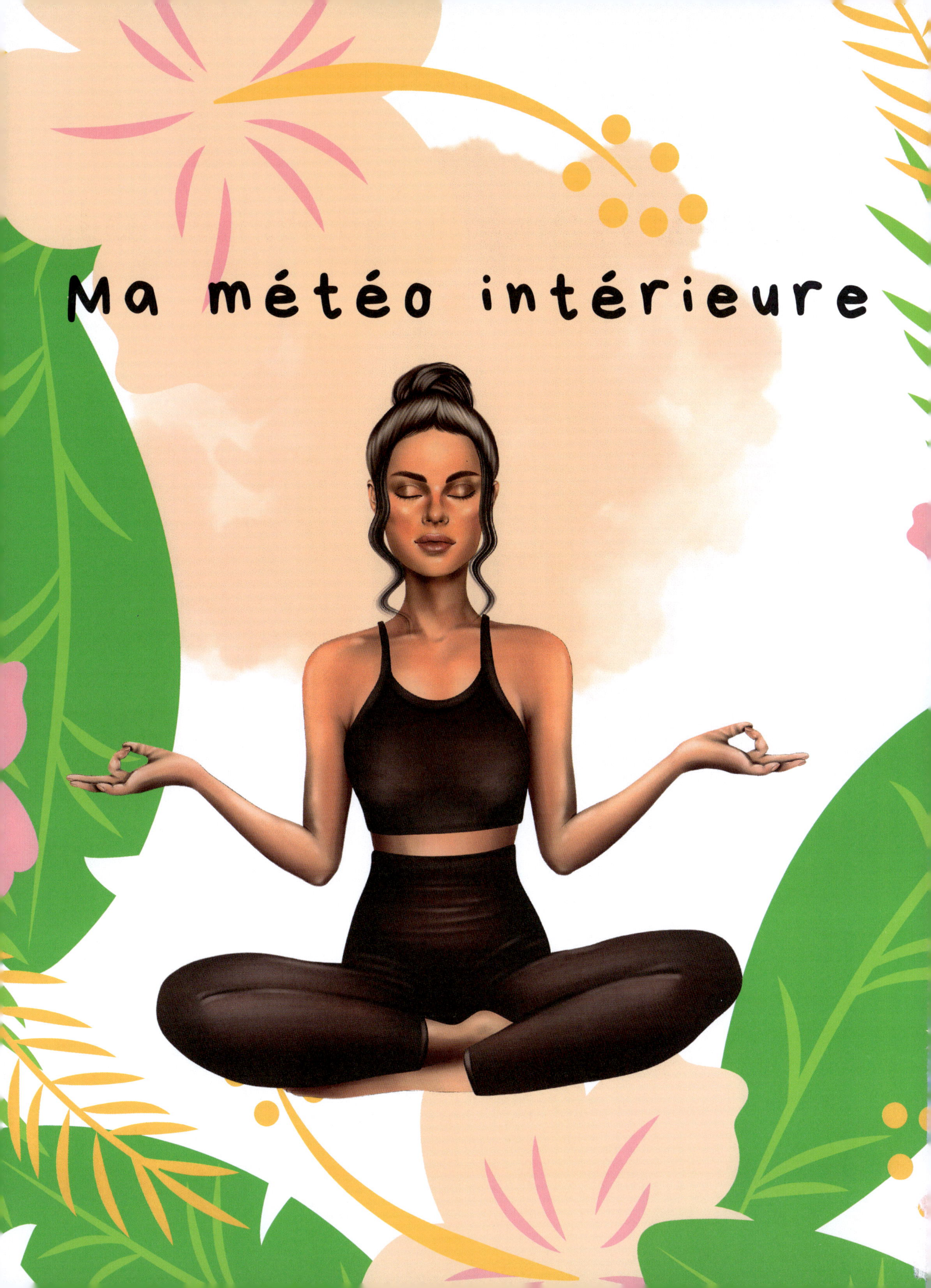
Ma météo intérieure

Ma météo intérieure

La nature est cyclique, c'est à dire que c'est un enchaînement de phases qui recommencent et se répètent toujours. Comme dans une année, les saisons tournent.

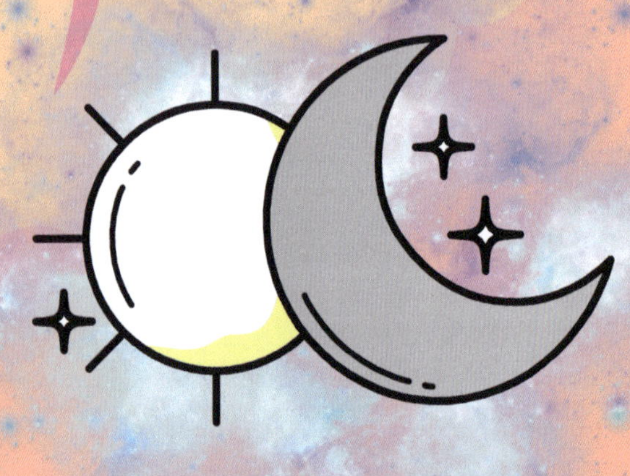

A l'intérieur de toi, il existe une météo et 4 saisons. Et cette météo se répète tous les mois ..
Tu imagines un peu ? Cela veut dire que toutes les semaines à peu près, ton humeur évolue et c'est normal ... C'est pour cela que les femmes sont à l'image de la nature! Seulement , très peu de femmes sont réellement conscientes de vivre cette météo intérieure...

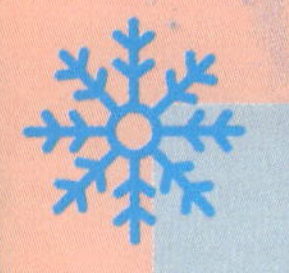

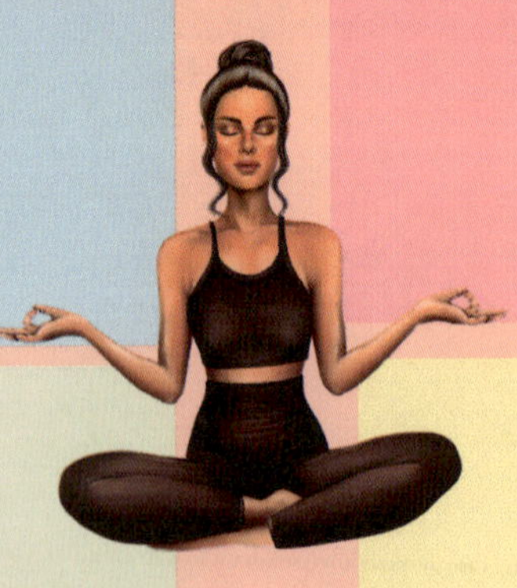

Hiver	Automne
Printemps	Été

Pour comprendre ta météo intérieure, il te suffit de lire ce guide, d'observer tes comportements et tes humeurs et de les écrire dans ton journal d'observation

Mon cycle

Ces 4 saisons ne sont pas linéaires, c'est à dire qu'elles ne sont pas juste une ligne droite ... et puis ça s'arrête.

le printemps l'été l'automne l'hiver

ça ressemble plutôt à un cercle ..c'est pour cela que ça se répète tout le temps !

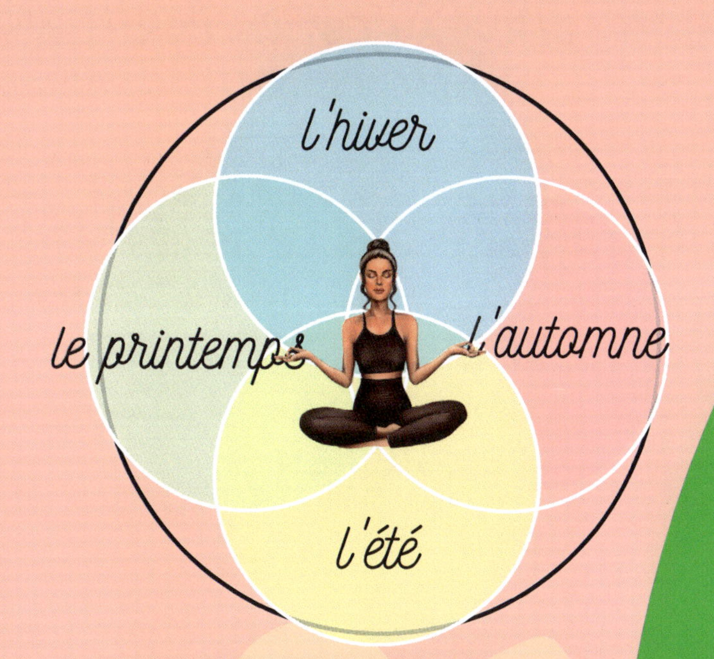

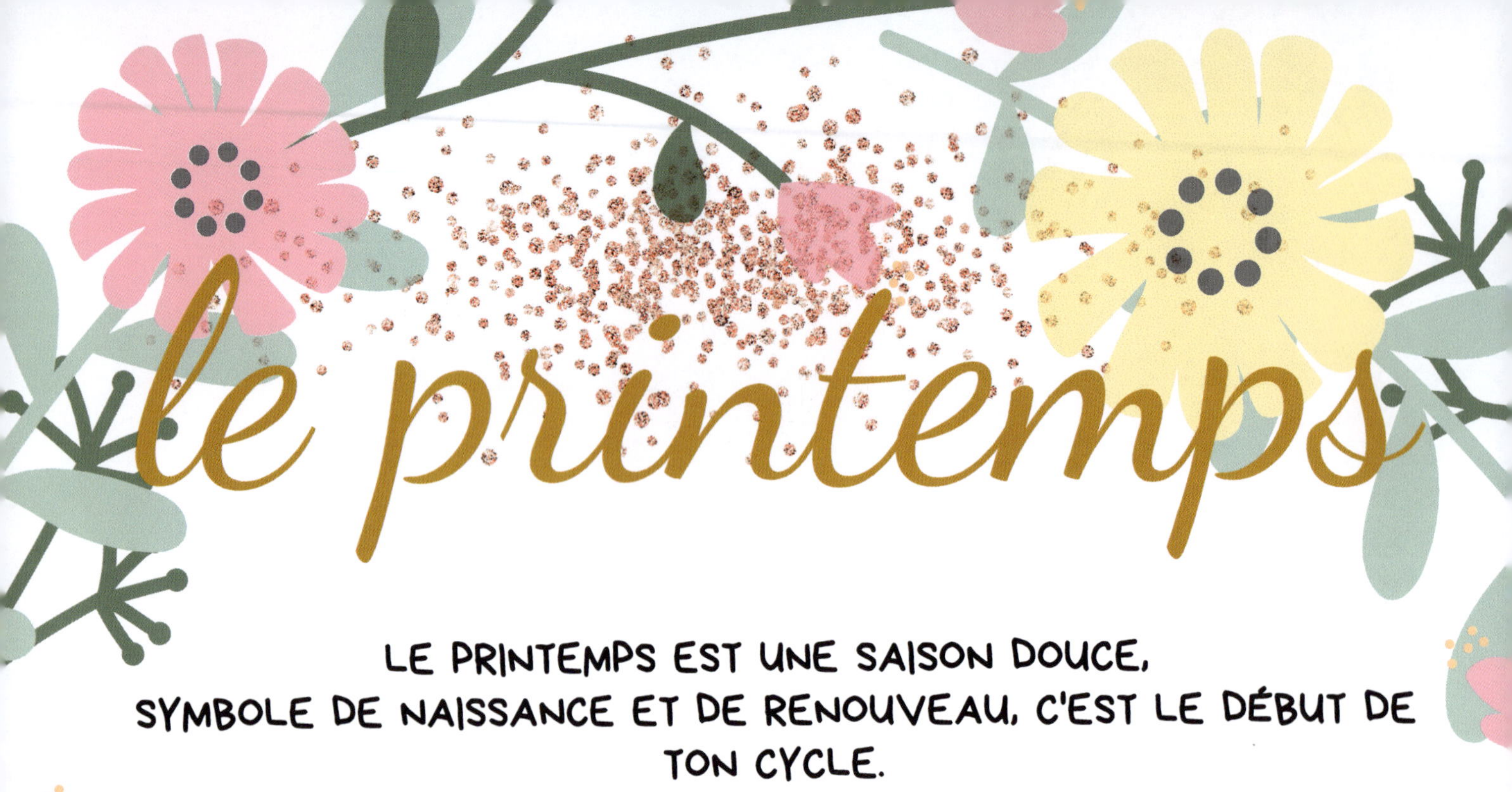

le printemps

LE PRINTEMPS EST UNE SAISON DOUCE,
SYMBOLE DE NAISSANCE ET DE RENOUVEAU, C'EST LE DÉBUT DE TON CYCLE.

LA NATURE SE RÉVEILLE DOUCEMENT, LES ARBRES FLEURISSENT, LES OISEAUX CHANTENT, C'EST EXACTEMENT CE QUI SE PASSE À L'INTÉRIEUR DE TOI.
C'EST UNE PÉRIODE AGRÉABLE DANS LAQUELLE TU AS ENVIE DE TE FAIRE PLAISIR, D'ENTREPRENDRE PLEINS DE NOUVELLES IDÉES. TU ES PLUS ENTHOUSIASTE QUE D'HABITUDE, TU AS BEAUCOUP D'ÉNERGIE, TU ES CAPABLE DE RETENIR DES LEÇONS COMPLIQUÉES, TON CERVEAU EST EN FORME AINSI QUE TON CORPS !

TU RESSENS MOINS TES ÉMOTIONS CAR TU AS ENVIE DE FAIRE PLEINS DE CHOSES . TU N'AS PAS LE TEMPS D'ÉCOUTER CE QUI SE PASSE A L'INTÉRIEUR DE TOI .. TU ES DANS L'ACTION !!! TU ENVIE DE CRÉER, D'ORGANISER,
C'EST LE DÉBUT DE TON CYCLE
PROFITES EN !!!!

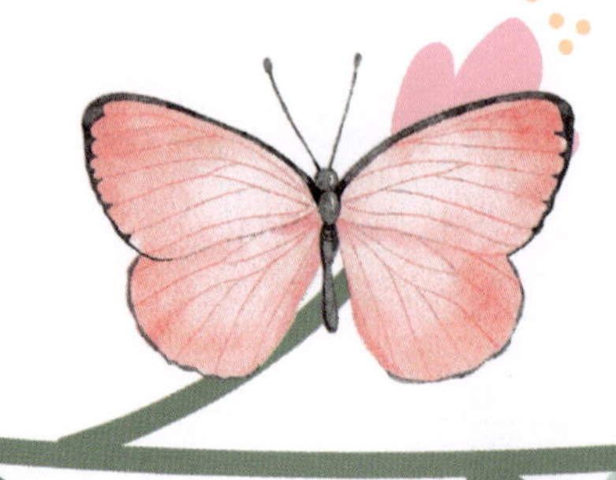

l'été

L'ÉTÉ EST UNE SAISON CHAUDE, SYMBOLE DU SOLEIL ET DE LA JOIE
LA NATURE EST À SON APOGÉE .. AU TOP DE SA FORME !
LES FLEURS SONT MAGNIFIQUES, ELLES SONT OUVERTES ET RAYONNANTES, PLEINES DE COULEURS ET DE DOUCEUR, ON A ENVIE DE LES CONTEMPLER..

CEST LE MOMENT IDÉAL POUR CRÉER ET METTRE EN PLACE LES IDÉES QUE TU AS EU AU DÉBUT DE TON CYCLE.
C'EST AUSSI LE MOMENT IDÉAL POUR ALLER VERS LES AUTRES ET COMMUNIQUER AVEC EUX.. RÉCITER UNE POÉSIE DEVANT TOUT LE MONDE .. ON SE SENT A L'AISE AVEC NOS AMIS, ON A ENVIE D'ÊTRE ENTOURÉ ..
CEST DAILLEURS LA PÉRIODE DURANT LAQUELLE TU TE SENS LA PLUS JOLIE .. TES CHEVEUX SONT BRILLANTS ET TES YEUX PÉTILLENT ! C'EST LE MOMENT DE RAYONNER TA BEAUTÉ ET TA BONNE HUMEUR AUPRES DES GENS QUE TU AIMES. ON TE VOIT COMME UN RAYON DE SOLEIL, ALORS DIFFUSE CE SOLEIL AUTOUR DE TOI !!

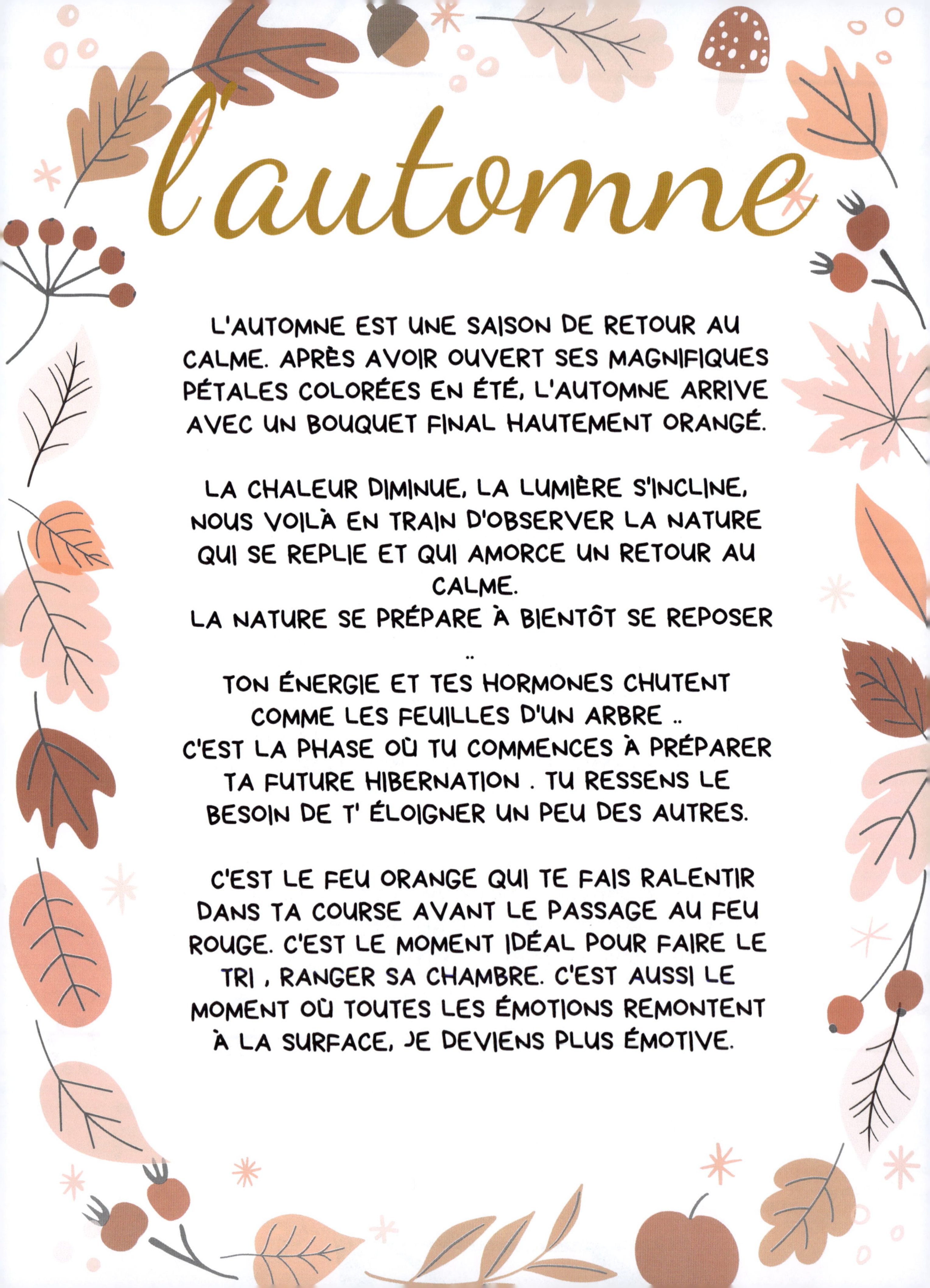

l'automne

L'AUTOMNE EST UNE SAISON DE RETOUR AU CALME. APRÈS AVOIR OUVERT SES MAGNIFIQUES PÉTALES COLORÉES EN ÉTÉ, L'AUTOMNE ARRIVE AVEC UN BOUQUET FINAL HAUTEMENT ORANGÉ.

LA CHALEUR DIMINUE, LA LUMIÈRE S'INCLINE, NOUS VOILÀ EN TRAIN D'OBSERVER LA NATURE QUI SE REPLIE ET QUI AMORCE UN RETOUR AU CALME.
LA NATURE SE PRÉPARE À BIENTÔT SE REPOSER ..
TON ÉNERGIE ET TES HORMONES CHUTENT COMME LES FEUILLES D'UN ARBRE ..
C'EST LA PHASE OÙ TU COMMENCES À PRÉPARER TA FUTURE HIBERNATION . TU RESSENS LE BESOIN DE T' ÉLOIGNER UN PEU DES AUTRES.

C'EST LE FEU ORANGE QUI TE FAIS RALENTIR DANS TA COURSE AVANT LE PASSAGE AU FEU ROUGE. C'EST LE MOMENT IDÉAL POUR FAIRE LE TRI , RANGER SA CHAMBRE. C'EST AUSSI LE MOMENT OÙ TOUTES LES ÉMOTIONS REMONTENT À LA SURFACE, JE DEVIENS PLUS ÉMOTIVE.

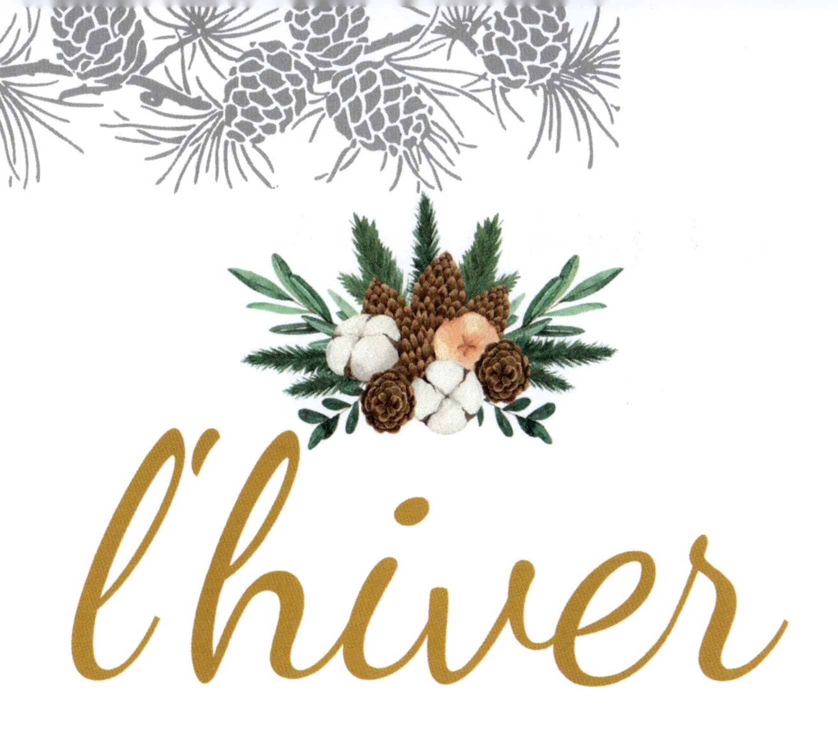

l'hiver

L'HIVER EST UNE SAISON FROIDE, TOUT EST GELÉ..
LA NATURE EST EN REPOS TOTAL, EN HIBERNATION.

TU AS UN BESOIN PROFOND DE RESTER AU CHAUD,
DE PRENDRE SOIN DE TOI, TON ÉNERGIE EST BASSE,
ET LE CORPS DEMANDE DE SE RESSOURCER À
TRAVERS LE REPOS PHYSIQUE ET MENTAL.

JE FAIS LE POINT SUR LE MOIS QUI VIENT DE
PASSER ET SUR CE QUE J'AIMERAIS CHANGER DANS
MA VIE. JE COMMENCE À ORGANISER LE MOIS
SUIVANT

MES ÉMOTIONS SE NETTOIENT EN MÊME TEMPS QUE
MON CORPS, JE RESSENS BEAUCOUP D'INTUITION.

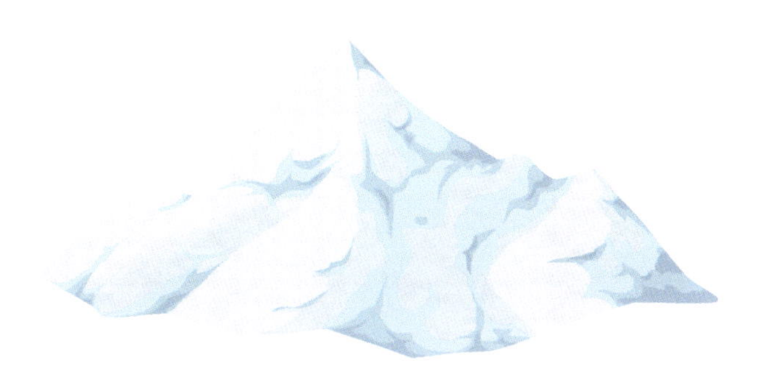

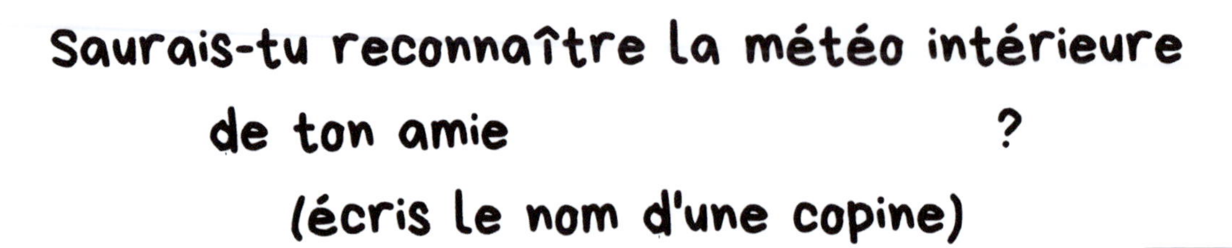
Saurais-tu reconnaître la météo intérieure
de ton amie ?
(écris le nom d'une copine)

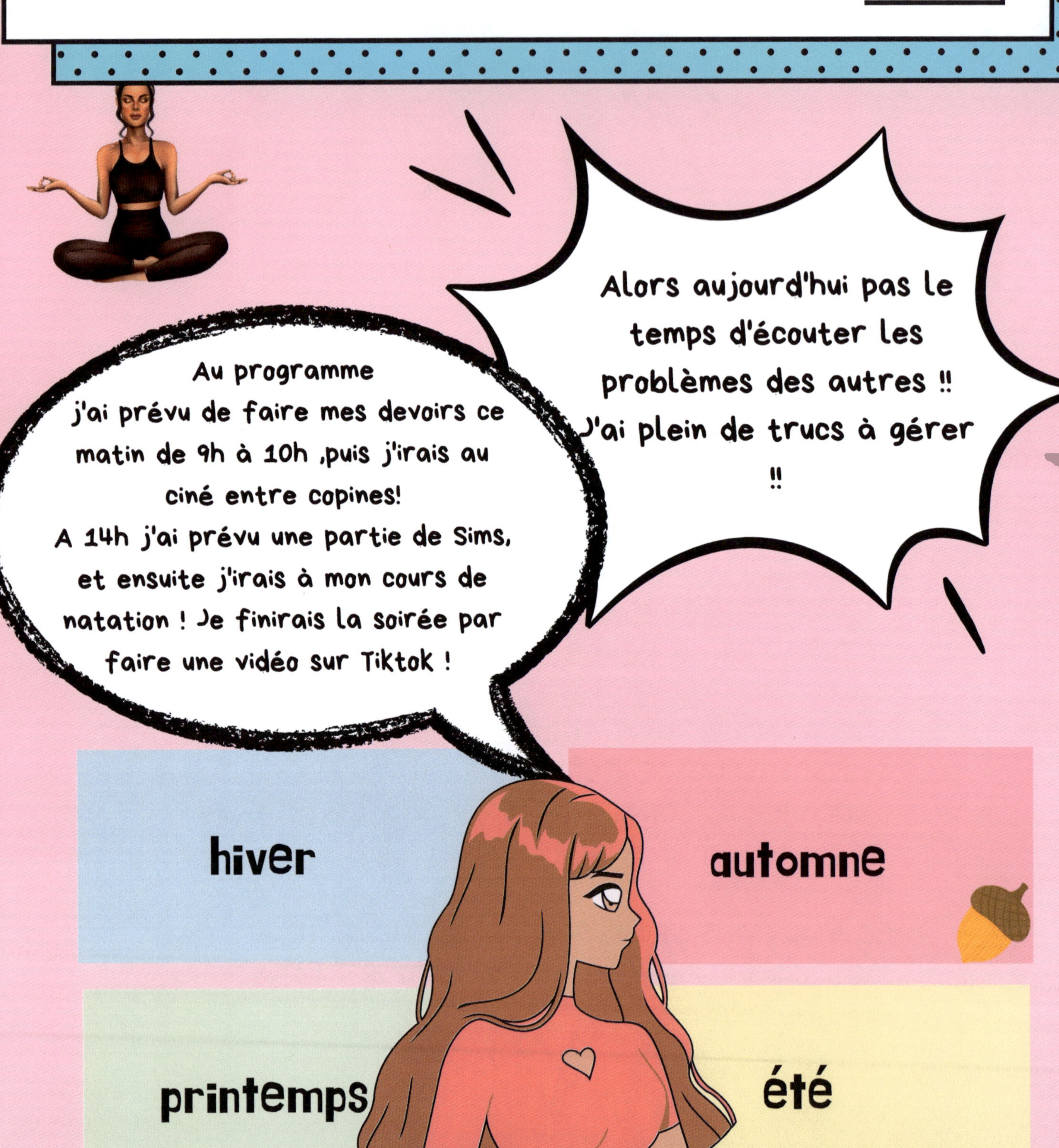
Alors aujourd'hui pas le temps d'écouter les problèmes des autres !! J'ai plein de trucs à gérer !!
Au programme j'ai prévu de faire mes devoirs ce matin de 9h à 10h ,puis j'irais au ciné entre copines! A 14h j'ai prévu une partie de Sims, et ensuite j'irais à mon cours de natation ! Je finirais la soirée par faire une vidéo sur Tiktok !
hiver
automne
printemps
été

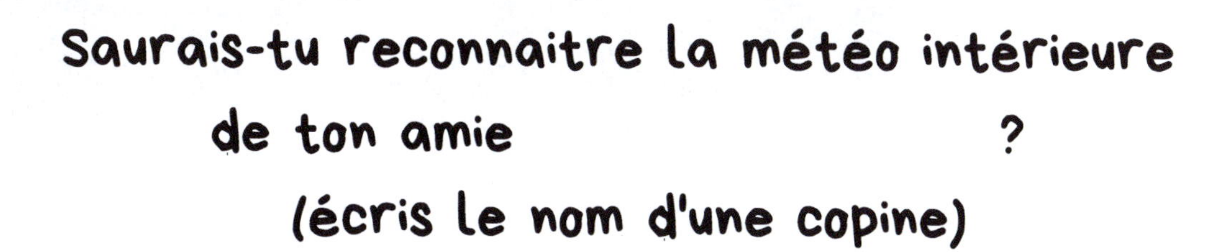

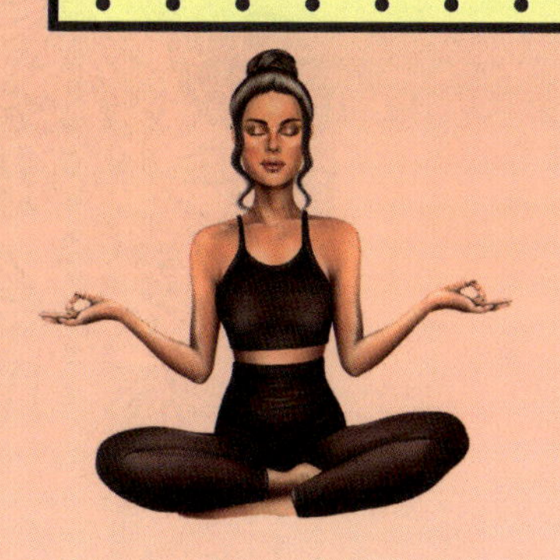

J'ai envie de voir personne, je préfère rester dans ma bulle à écouter de la musique toute seule et ranger ma chambre !

Désolée les copines mais aujourd'hui je me sens un peu fatiguée je préfère ne pas aller à la danse et me reposer tranquillement !

hiver	automne
printemps	été

Saurais-tu reconnaitre la météo intérieure de ton amie ?

(écris le nom d'une copine)

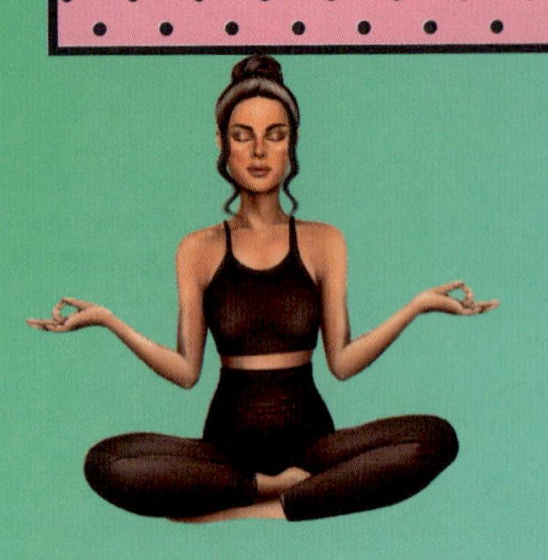

Après une journée au lit, et des crampes au ventre

...

Franchement laissez moi seule, je vais jouer au sims et ensuite je pourrais Netflixer seule sous ma couette !! Avec des chips et du chocolat ! ah et merci de m'apporter une bouillotte

hiver

automne

printemps

été

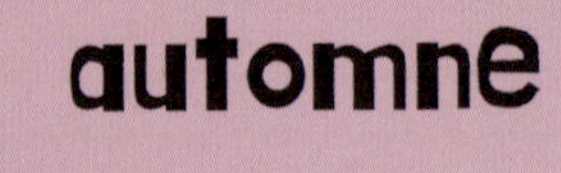

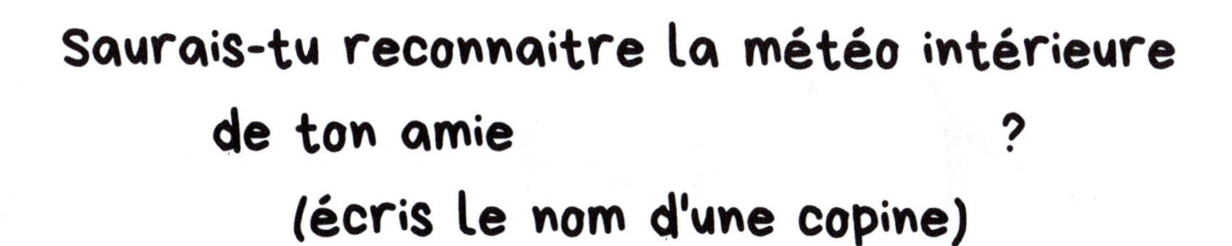
Saurais-tu reconnaitre la météo intérieure
de ton amie ?
(écris le nom d'une copine)

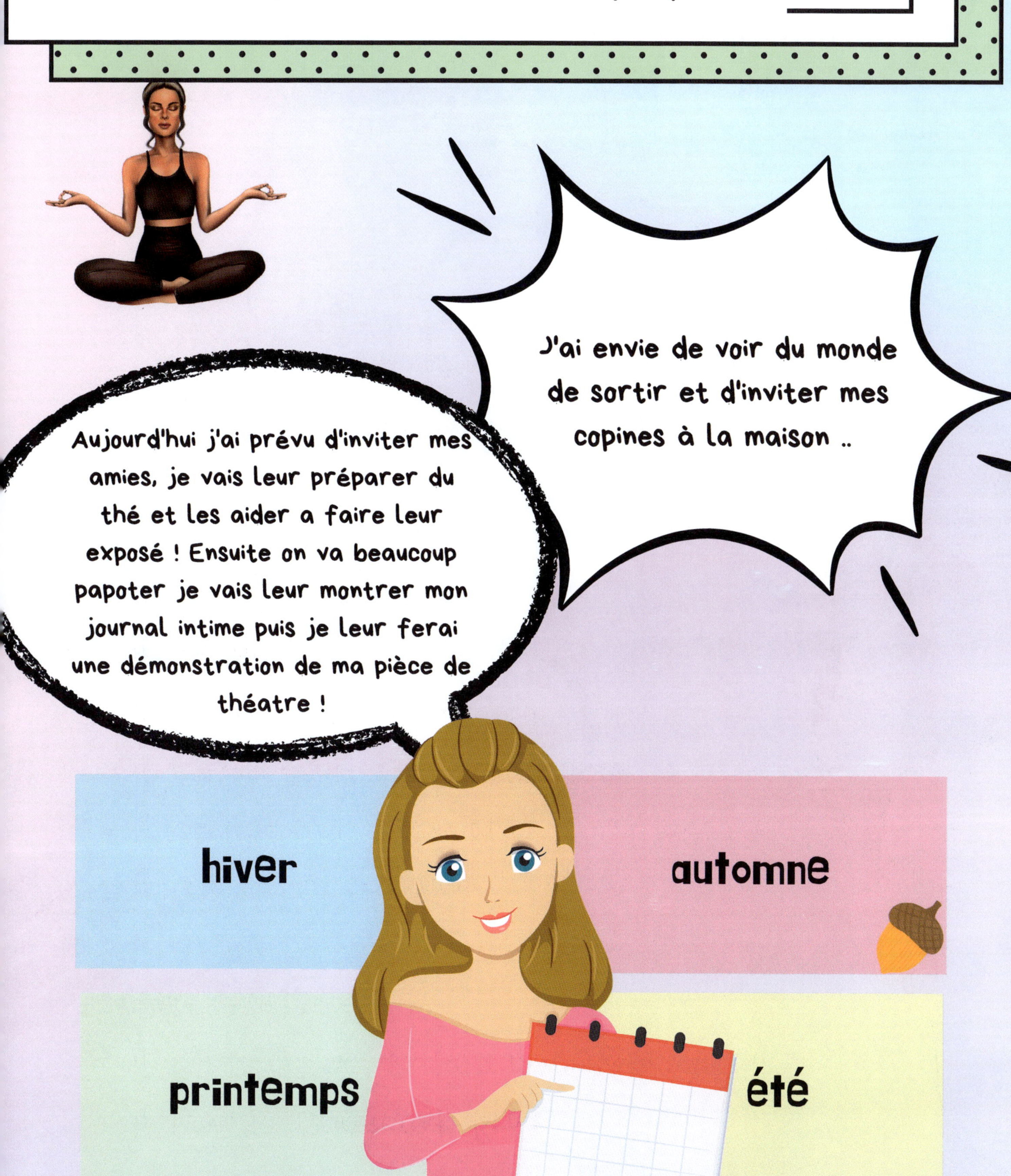
J'ai envie de voir du monde de sortir et d'inviter mes copines à la maison ..
Aujourd'hui j'ai prévu d'inviter mes amies, je vais leur préparer du thé et les aider a faire leur exposé ! Ensuite on va beaucoup papoter je vais leur montrer mon journal intime puis je leur ferai une démonstration de ma pièce de théatre !
hiver
automne
printemps
été

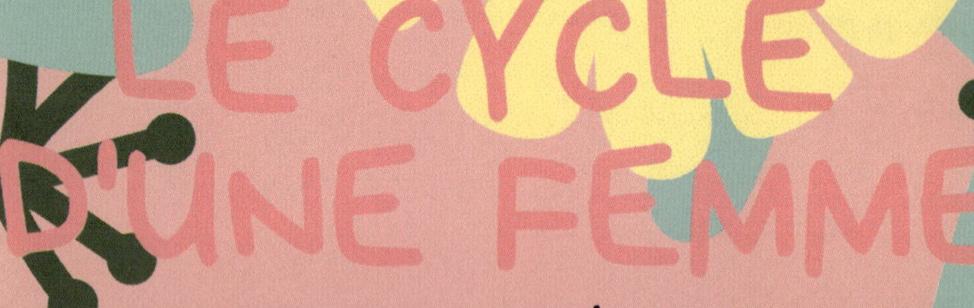

Saurais tu retrouver la saison intérieure qui correspond aux 4 phases féminines ?

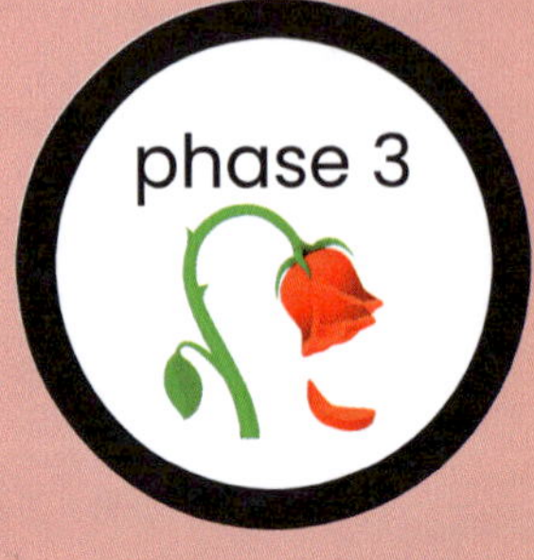

PRÉ-MENSTRUATION

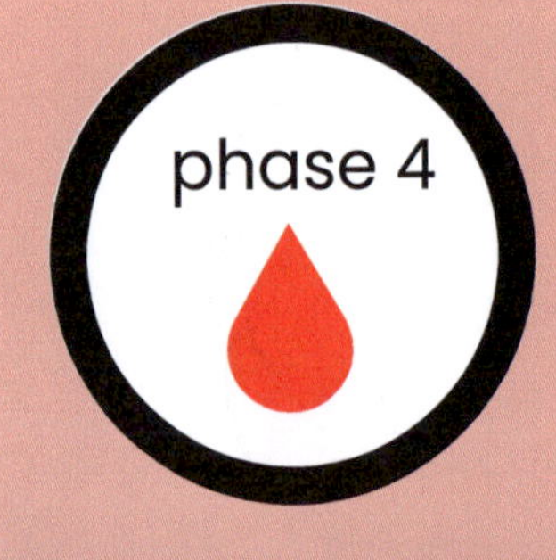

MENSTRUATION

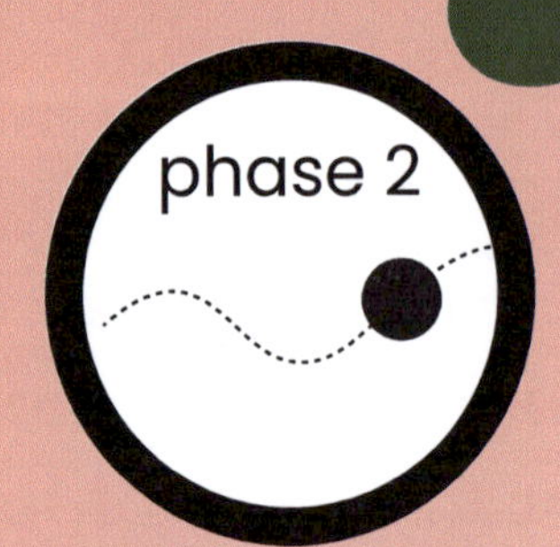

OVULATION

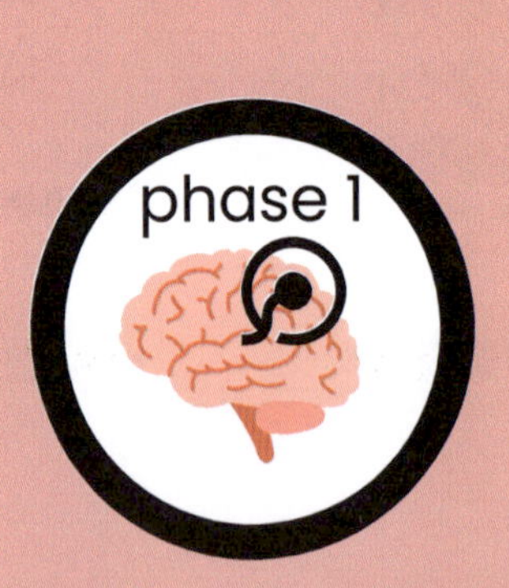

PRE-OVULATION

le printemps | *l'été* | *l'hiver* | *l'automne*

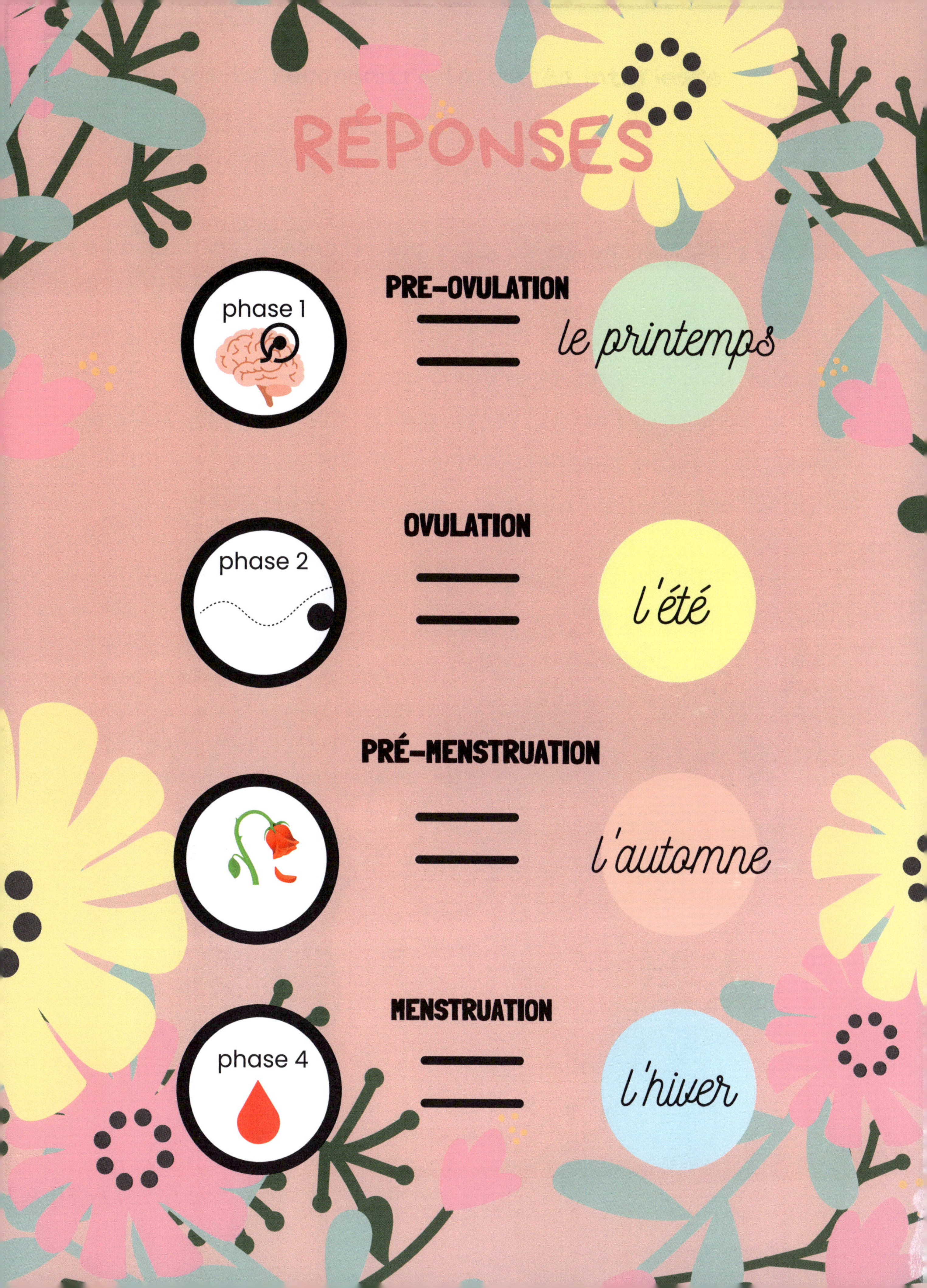
RÉPONSES
PRE-OVULATION
phase 1
le printemps
OVULATION
phase 2
l'été
PRÉ-MENSTRUATION
l'automne
MENSTRUATION
phase 4
l'hiver

REGLÉ COMME UNE HORLOGE

le cycle féminin ne se découpe pas vraiment par semaine.. Il peut y avoir des phases plus longues que d'autres. Voici un schéma qui te montre un peu les proportions mais n'oublie pas, le plus important c'est le rythme que toi tu vas observer .. car je te rappelle que chaque fille est unique et a son propre rythme. Ton corps est une horloge interne qui est parfaitement adaptée à toi.

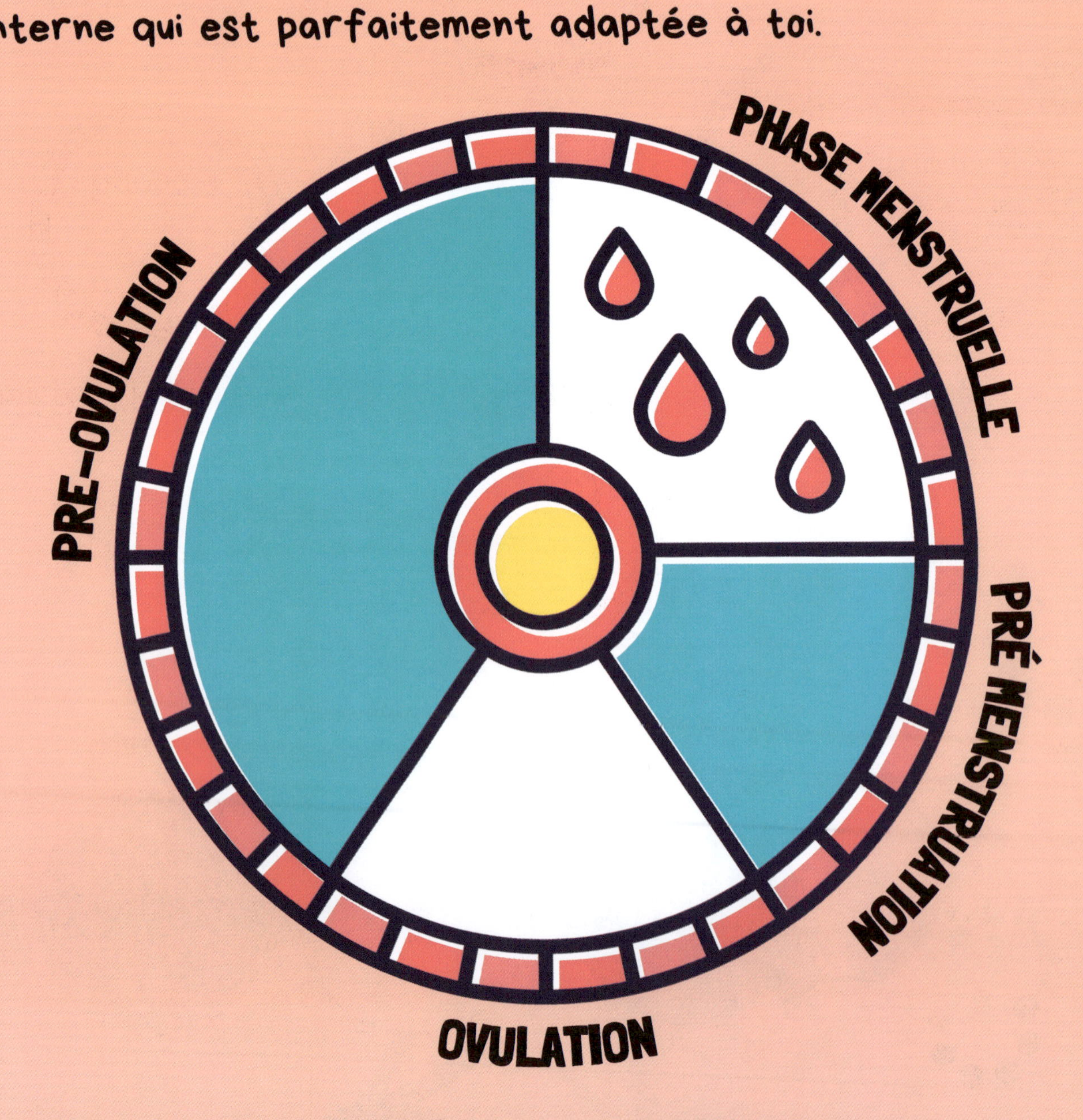

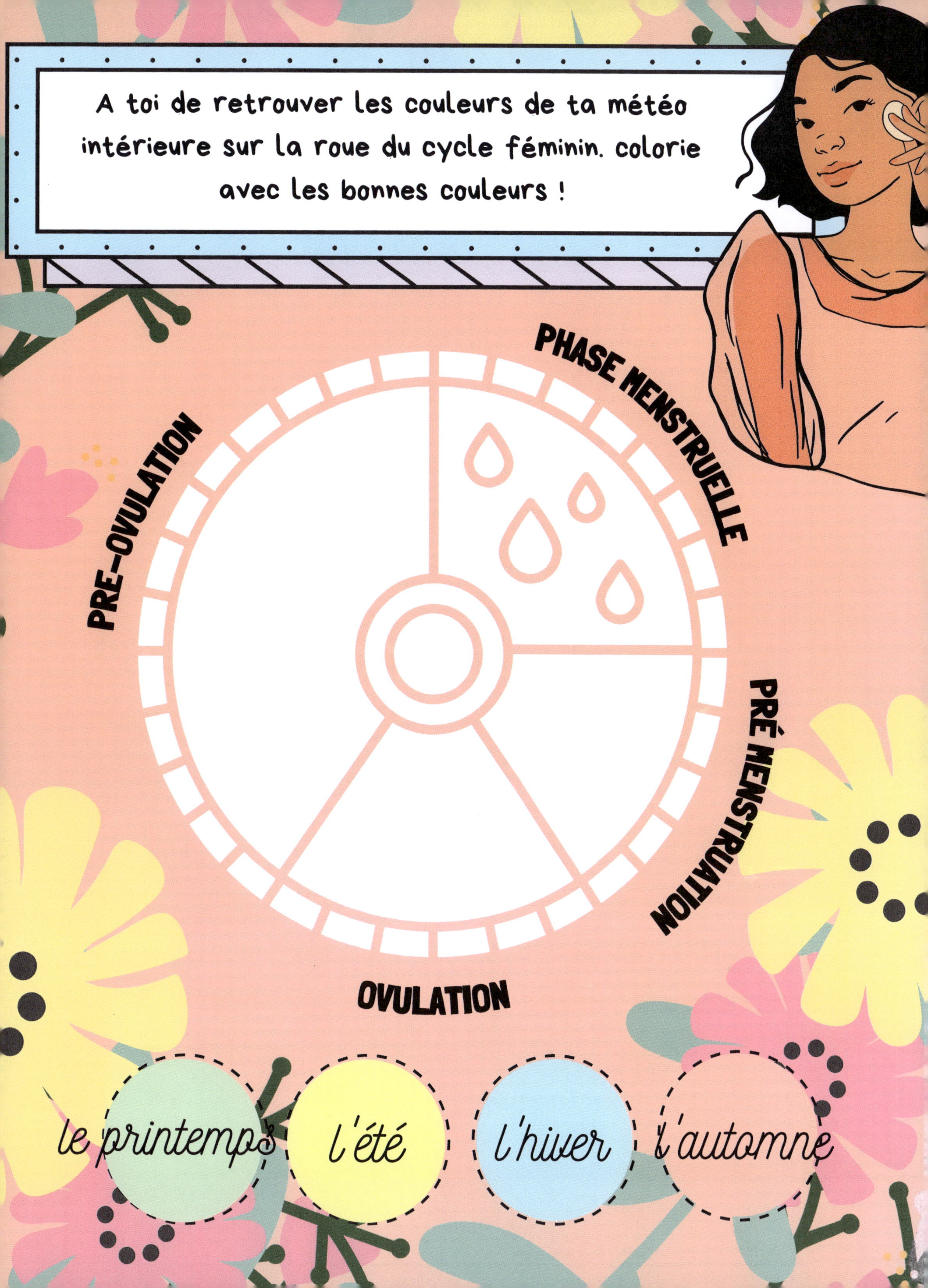
A toi de retrouver les couleurs de ta météo intérieure sur la roue du cycle féminin. colorie avec les bonnes couleurs !
PHASE MENSTRUELLE
PRÉ MENSTRUATION
OVULATION
PRE-OVULATION
le printemps
l'été
l'hiver
l'automne

POUR ALLER PLUS LOIN PLACE A LA PRATIQUE!

Maintenant que tu as pu voir toute la théorie .. je t'invite fortement à te munir du journal d' observation dans lequel tu vas enfin pouvoir organiser tes cycles !!

A l'intérieur tu y trouveras:

- des fiches quotidiennes
- des fiches hebdomadaires
- des exercices
- Un calendrier mensuel à colorier
- Des to do list à cocher en fonction de tes saisons

Ainsi, tu pourras évaluer tes ressentis chaque jour et chaque semaine et reporter ces informations dans ton calendrier mensuel.

COMMENT JE NOTE MA JOURNÉE ?

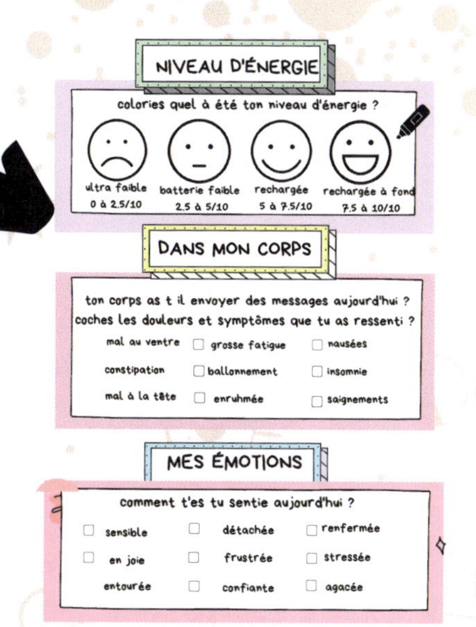

Remplis bien cette fiche tous les soirs, dis toi que c'est ton petit rituel à toi .. Prépare toi une boisson chaude et installe toi 5 min dans ton lit pour faire ce bilan

BILAN DE MA JOURNÉE
si tu devais noter cette journée, combien d'étoiles colorirais tu ?

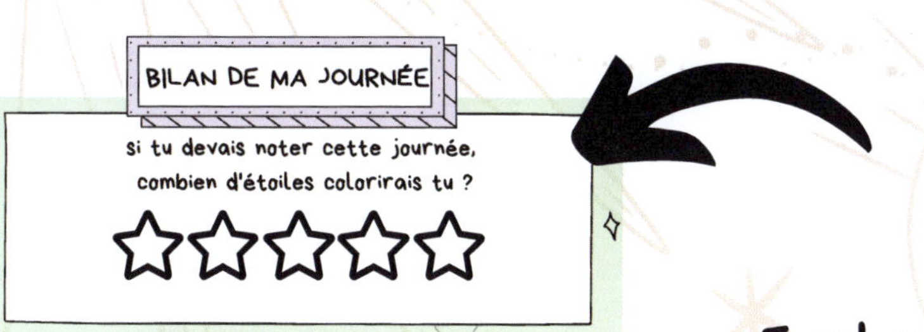

Evalue ta journée en la notant /10 et en coloriant les étoiles.

NOTE DE MA JOURNÉE

/10

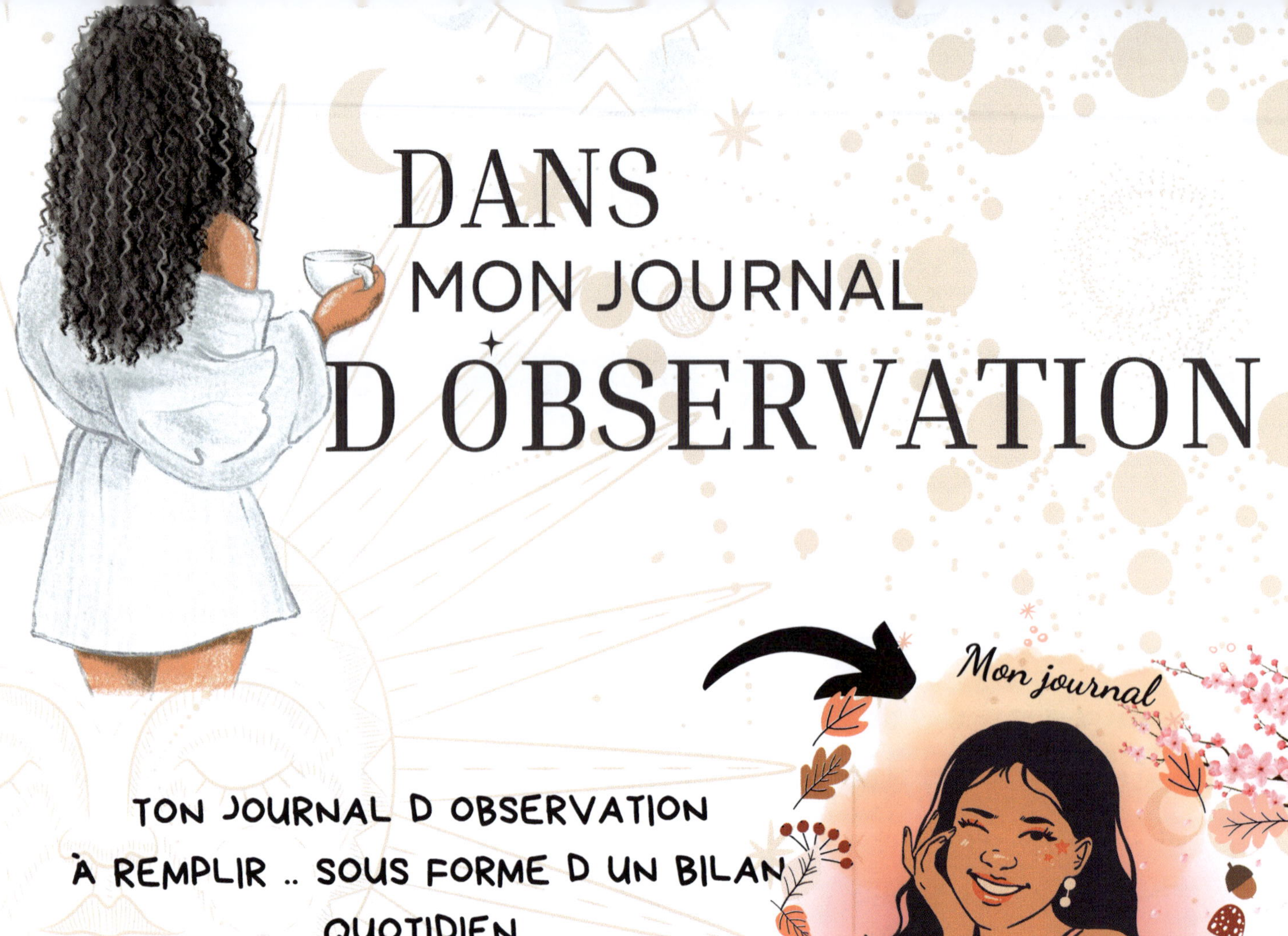

DANS
MON JOURNAL
D OBSERVATION

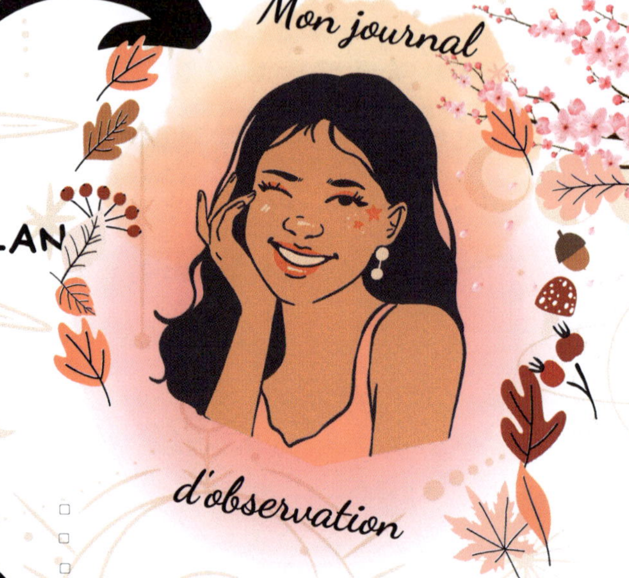

TON JOURNAL D OBSERVATION
À REMPLIR .. SOUS FORME D UN BILAN
QUOTIDIEN

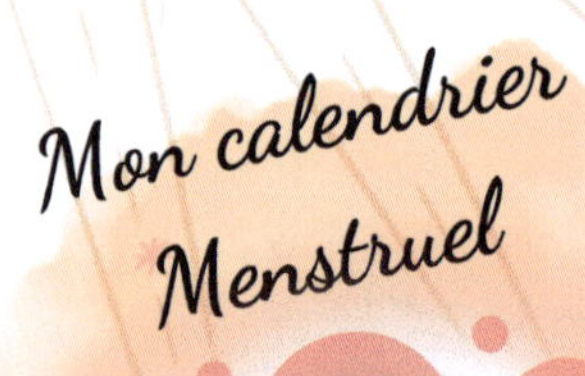

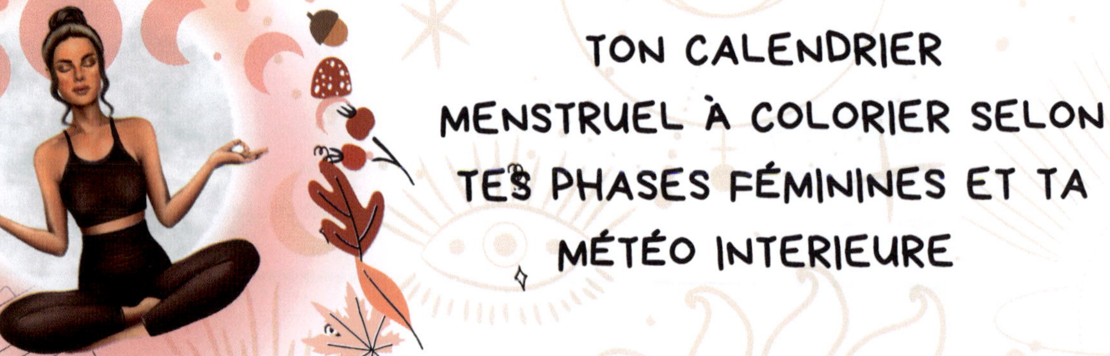

TON CALENDRIER
MENSTRUEL À COLORIER SELON
TES PHASES FÉMININES ET TA
MÉTÉO INTERIEURE

COMMENT JE NOTE MA JOURNEE ?

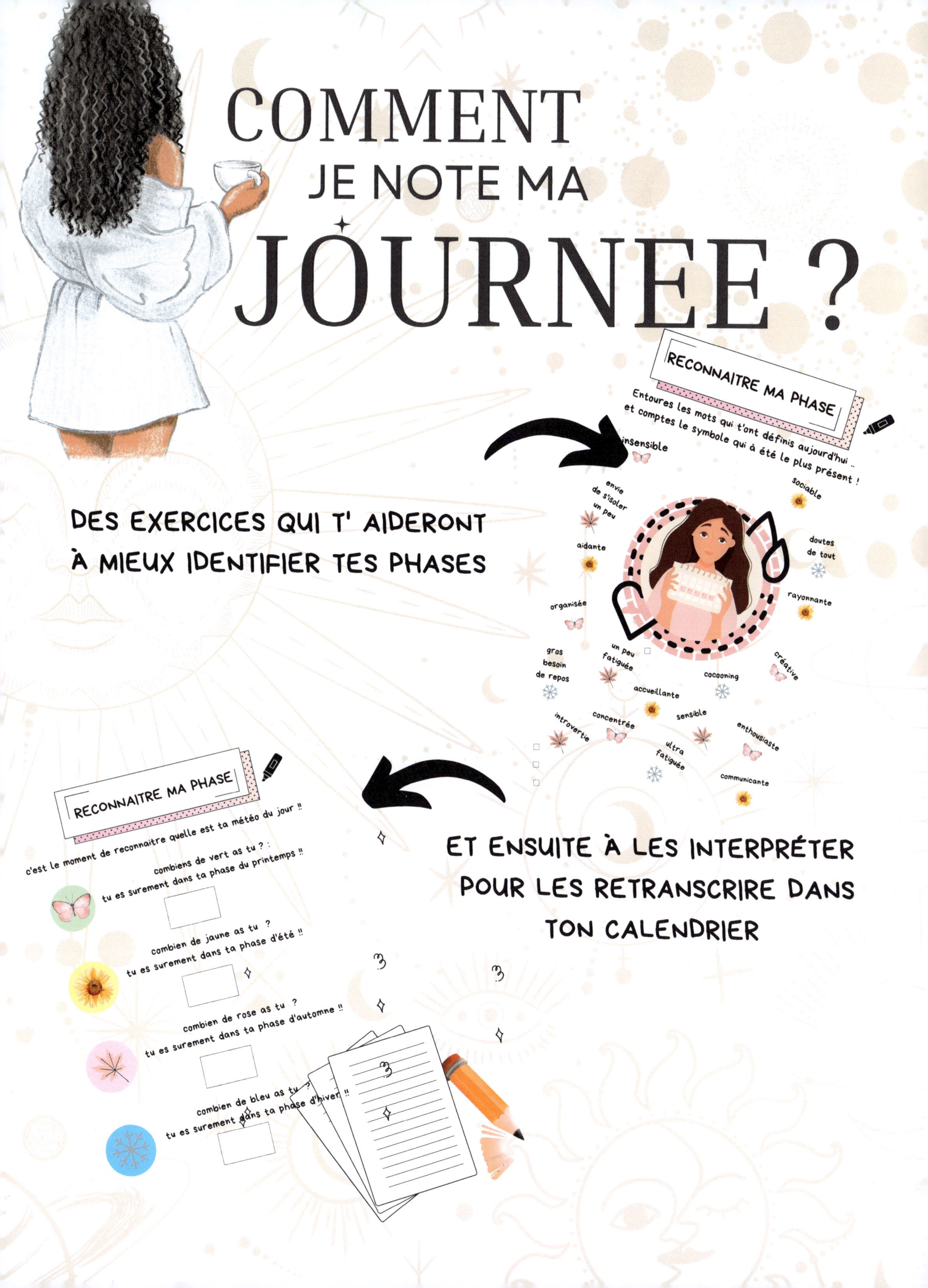

DES EXERCICES QUI T' AIDERONT À MIEUX IDENTIFIER TES PHASES

ET ENSUITE À LES INTERPRÉTER POUR LES RETRANSCRIRE DANS TON CALENDRIER

thank you

à toutes ces femmes de nos vies:

à nos mamans
MARIA DO CEU et CRISTINA
qui nous ont permis de grandir
et qui ont su nous offrir leur amour.
A la mémoire de notre Grand mère CORA IZILDA
qui nous a permis tant par son courage que sa vulnérabilité
d'oser suivre nos rêves.
Elle n'a pas pu réaliser les siens et nous réaliserons les
nôtres en son honneur.

A celles qui nous ont
permis de partir à la découverte
de notre trésor intérieur
FADIMA, ERIKA ET SANDRA
A ma fille NAEVIA

thank you

à toutes ces femmes de nos vies:

Au soutien de :
SHARONNE, CAMILIA, CAMILLE, SAMANTHA, MARION, CELINE ET LARISSA.

A ces femmes inspirantes : MIRANDA GRAY, LISE BOURBEAU, CELINE ALVAREZ, CAROLINE GAUTIER, MAUD ANKAOUA
pour vos riches enseignements littéraires qui nous permis d'avancer sur notre cheminement intérieur.

Printed by Amazon Italia Logistica S.r.l.
Torrazza Piemonte (TO), Italy